Paulo Rodrigues de Oliveira

Enquanto a vida continua

CRÔNICAS

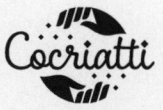

Rio de Janeiro
2024

Texto © Paulo Rodrigues de Oliveira
Edição © Cocriatti

Coordenação editorial: Juliana Pellegrinetti
Capa, projeto gráfico e diagramação: Aline Martins | Sem Serifa
Imagem da capa: dszc/iStock
Revisão: Gerusa Bondan

1ª edição: fevereiro/2024
1ª impressão: fevereiro/2024

Dados Internacionais de Catalogação na Publicação (CIP)
Tuxped Serviços Editoriais (São Paulo, SP)
Ficha catalográfica elaborada pelo bibliotecário
Pedro Anizio Gomes – CRB-8 8846

048e Oliveira, Paulo Rodrigues de.
  "Enquanto a vida continua...": Crônicas / Paulo Rodrigues de Oliveira. – 1. ed. – Rio de Janeiro, RJ : Editora Cocriatti, 2024.
  176 p.; 13,5 x 20,5 cm.

  ISBN 978-65-980202-3-1.

  1. Contos. 2 Crônica. 3. Cultura. 4. Literatura. I. Título. II. Assunto. III. Autor.

23-3098004
CDD 869.93
CDU 82-34(81)

ÍNDICE PARA CATÁLOGO SISTEMÁTICO
1. Literatura brasileira: Conto.
2. Literatura: Conto (Brasil).

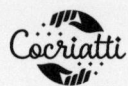

Todos os direitos reservados e protegidos. Nenhuma parte deste livro pode ser reproduzida total ou parcialmente sem a expressa autorização da editora. O texto deste livro contempla a grafia determinada pelo Acordo Ortográfico da Língua Portuguesa, vigente no Brasil desde 1º de janeiro de 2009.

contato@cocriatti.com.br
www.cocriatti.com.br
Instagram: @cocriatti

Este livro é dedicado à Vera, esposa e companheira de todas as horas.

E também ao Alexandre, ao Gabriel, à Valentina, e a todos os meus familiares, amigos e amigas, sobretudo os que têm me estimulado nessa minha "travessura" literária, com seus comentários, sugestões e críticas.

Paulo

Agradecimentos

Aos meus pais.

Aos mestres que tive a fortuna de conhecer ao longo da vida.

À Patricia Câmara, por sua cooperação como fotógrafa e por ter me auxiliado com seus conhecimentos de informática.

Sumário

9 Prefácio
13 Enquanto a vida continua...
14 Doce figura
16 Amor
19 No consultório
21 Leda e o cisne
23 Atração proibida
25 Fantasma
26 Anestesista
27 Pequeno conto "franciscano": baiana
29 Pequeno conto "franciscano": dorminhocos
31 Pequeno conto "franciscano": Treponema bar
33 Uma lembrança
35 No Sanatório: um susto
37 No Sanatório: freiras
40 No Sanatório: um travesso
43 No Sanatório: uma louca paixão
44 Risco de vida
46 Humor judaico
47 Aulas de semiologia
49 Gramática
51 Instabilidade
52 "Sururu" no plantão
54 Viagem
55 Incontinência
57 Rolo compressor
59 Limite
60 Estafa
61 Alternativa
62 Triagem
63 Sábio, narcisista e fanfarrão
64 O exibicionista
65 Grajaú
68 Saudades do São João
70 O balão
72 Grajaú – Pico do Papagaio
74 Mitomania
76 Grajaú – O Judas
78 O fígaro do Grajaú
81 O espelho
83 A medalha
85 Carnaval: o bloco
87 Tamarineiras
88 Mundo pequeno
90 Música – grata surpresa
92 Música – flamenco
94 A grande onda
96 Alberobello

98	Modigliani	143	A árvore
100	Consumismo	144	O Caminha, as nativas e os europeus
102	Quantas pesetas?		
103	A bala de ouro	146	Delícias
105	São Paulo (1)	148	Briga de carnaval
108	São Paulo (2)	149	"Parecenças"
110	Golfinho rotador	151	A comunicação
112	Batendo pra Exu	153	Bailes
113	Cinema italiano	154	Detalhes
114	Il gattopardo	155	Comentário
116	Bardot	156	Sobre gafanhotos, calangos e afins
117	"Replay"		
119	Pola Negri	157	Paquera
120	Futebol – Copa do Mundo (1)	158	Os direitos das mulheres
122	Futebol – Copa do mundo (2)	159	Eça e companhia
124	Futebol – Comemoração	161	Estranha forma de vida
126	Sobre Tolstói, Victor Hugo e Napoleão	163	Um fado
		164	Patrícios, na França
128	Literatura	165	Patrícios, em Petrópolis
129	A combinação e sobrinhos	166	Patrícios, no Grajaú
130	Dona Luiza	167	Cabeceiras de Basto (1)
133	Solidão	169	Cabeceiras de Basto (2)
135	"Preservation"	170	Caldo verde (1)
137	A gafieira e o padre	171	Caldo verde (2)
139	Seu Nilo	172	O apito
141	Som alto	173	Pequenas crônicas

Prefácio

Eu recebi com um misto de surpresa e alegria o convite do Paulo Rodrigues de Oliveira, o nosso Paulão, para prefaciar o seu novo livro de crônicas, *Enquanto a vida continua*.

Paulo é um amigo desde 1971, quando nos conhecemos, quase simultaneamente, no Hospital São Francisco de Assis, 4ª cadeira de Clínica Médica da Faculdade de Medicina da UFRJ, e no CTI do Hospital do Andaraí. Ele representou muitos papéis para mim, como professor, padrinho, colega de trabalho e o amigo de sempre.

Gostos semelhantes nos unem, como uma boa conversa, boa música, com gêneros diversos, alguns que nem todos apreciavam, como tangos e fados. Chegamos a fazer algumas sessões centradas nesse tipo de música na casa dele e da Vera. Deixaram saudades.

Mas, como bom eclético, também gosta muito de música clássica ou popular, literatura, arte, cultura em geral, além, claro, de um bom papo em torno de uma boa mesa.

Via de regra, tem uma perspectiva peculiar em torno do que estamos compartilhando, o que o torna uma companhia muito agradável.

Sempre chamou atenção a sua memória prodigiosa e muito especial, relembrando e descrevendo em detalhes fatos passados, para surpresa e divertimento dos ouvintes.

Como é que alguém poderia se recordar de fatos ocorridos na infância, diálogos revisitados com riqueza de detalhes? Eu nunca conheci uma pessoa com essa capacidade de trazer ao presente fatos e situações ocorridas há décadas e com requintes que chegam aos diálogos trocados entre os personagens, as frases e até as palavras. Incrível!

Como teve uma vida profissional e pessoal muito rica, vivenciou inúmeras situações, algumas dramáticas, outras divertidas. Foi um médico diferenciado, exercendo sua função docente numa universidade excelente, em um serviço público pioneiro da terapia intensiva e em sua clínica privada, além de uma pouco usual experiência de atuar como clínico em duas instituições psiquiátricas muito relevantes no período, o Sanatório Botafogo e o Sanatório Santa Juliana, este só de mulheres.

Viajou bastante, seja em congressos, seja por lazer; frequentou bons teatros, tem muitos amigos, alguns de infância-adolescência (como a "turma do Grajaú", fonte de casos) e é conhecedor de arte, iniciativas que moldaram a sua personalidade e cultura admiráveis.

Ainda a destacar é sua habilidade em ver o lado divertido dos acontecimentos, mesmo em situações delicadas. Paulão leva a vida com humor, ao lado de sua companheira de sempre, Vera, que foi um imenso estímulo para ele, compartilhando os mesmos gostos e experiências.

Toda essa vivência, associada à prodigiosa memória, desembocou, como não poderia deixar de acontecer e para a nossa sorte, na iniciativa recente de se tornar um autor de livros, onde compartilha conosco os seus "causos", os "causos do Paulão".

Uma vez ele me disse que não se considerava um cronista, mas um "contador de causos". A definição não importa, mas, sim, o que ele nos oferece! Ele os conta com tal riqueza de detalhes, que nós, seus leitores, nos imaginamos participando da cena, como se fôssemos parte dela.

Antes de seu primeiro livro, o *Solo de sabiá*, ele já antecipou o que viria adiante, enviando aos amigos, com certa regularidade, e-mails contando uma ou outra história.

Outros amigos e eu perguntamos algumas vezes se essas histórias não deveriam se transformar em livro, uma vez que eram inteligentes e bem divertidas. Penso que ele hesitou um pouco, mas acabou cedendo e estamos comemorando esse segundo livro, intitulado *Enquanto a vida continua*, e tenho certeza de que não vai parar por aí.

Aliás, esse livro já sai com um volume de histórias maior do que o primeiro; bom sinal!

O livro é recheado de histórias deliciosas, como "A gafieira e o padre", "Leda e o cisne", "Doce figura", "No Sanatório: freiras", "Amor", entre muitas, sendo que uma delas – "Enquanto a vida continua" –, dá o título ao livro.

Ele se justifica como autor porque as histórias "distraem, mantêm contato com amigos, renovam a sua memória" e se tornaram "uma agradável conversa comigo mesmo", em suas próprias palavras na história que dá título à obra.

Saudamos o lançamento dessa nova obra do nosso Paulão. Viva ele!

Desejo muito sucesso ao seu livro! Que venham outros!

Paulo Cesar P. de Souza (PC)
é médico e admirador.

Enquanto a vida continua...

Enquanto a vida continua, sigo escrevendo minhas histórias.

Elas me distraem, me mantêm em contato com amigas e amigos, não permitem que me escapem da memória fatos que vivenciei, presenciei, ou dos quais, de uma forma ou de outra, tomei conhecimento ao longo da vida. Por vezes são, por que não dizer, uma agradável conversa comigo mesmo. Foram de fundamental importância no período de isolamento decorrente da recente pandemia.

É bem verdade que outros recursos também têm sido relevantes nessa fase: os documentários e filmes pela TV, a música, a leitura, os papos por telefone com amigos etc.

Felizmente, ao que parece, vamos, pouco a pouco, retornando à normalidade, mas, mesmo assim, sigo escrevendo minhas histórias, enquanto a vida continua.

Doce figura

Morava numa ladeira em Laranjeiras. Casas antigas, todas iguais, da mesma cor, ocre, dois andares. Só existiam casas em um dos lados da rua.

Negra, idosa, devota do candomblé, tinha em sua casa um altar com santos dessa religião e da igreja católica. Por vezes viajava para a Bahia, em uma atividade ligada à sua crença. Acho que era uma espécie de "reciclagem".

Casou-se com um homem branco e, dessa união, nasceram dois filhos, um casal. Ambos eram pardos. O filho morava na parte de baixo da casa.

A filha, muitos anos antes, já adulta, sofrera um atropelamento com grave traumatismo craniano e, desde então, ficou com severas sequelas neurológicas, totalmente dependente das atenções da mãe. E era muito bem cuidada. Sempre limpa, nenhuma escara, nenhum odor desagradável.

Malgrado tal problema, jamais encontrei a tal senhora mal-humorada ou se queixando da vida.

Preservava alguns hábitos antigos. Quando eu ia em sua casa atender a filha, ela não me conduzia ao banheiro para lavar as mãos. Colocava em cima da mesa uma bacia de louça e, de uma jarra, derramava a água nas minhas mãos. Em seguida, me entregava um sabonete e uma toalha para enxugá-las.

Tinha, nos fundos da sua casa, um pequeno quintal e um galinheiro. Algumas vezes insistiu para que eu levasse como presente uma galinha. Viva! Quando eu argumentava que a ave ia sujar o meu automóvel ela dizia que a embrulharia com um jornal. Eu, felizmente, conseguia evitar tal situação argumentando que, de lá, ainda iria a outros lugares, atender outros clientes etc. Somente então ela se conformava com a minha recusa.

Foi uma das pessoas mais agradáveis com quem tive a oportunidade de lidar em minha prática profissional.

Amor

Já escrevi que, por vezes, acontecem na vida da gente fatos tão inusitados, que nos vem um certo pudor em relatá-los, pelo receio de que as outras pessoas não acreditem na nossa narrativa. Assim é o episódio que vou contar em seguida.

Dezenas de anos atrás, fui chamado a atender uma paciente que estava internada em um dos bons hospitais privados do Rio de Janeiro.

Jovem, estava vivendo na companhia de um homem, vários anos mais velho que ela, mas ainda não idoso, morando na periferia da cidade, em precaríssimas condições de higiene, sem banho havia muitos dias. Ingerindo álcool com frequência. Era volta e meia agredida pelo companheiro e algumas vezes foram os dois conduzidos a uma delegacia policial, em consequência de chamados de vizinhos, alarmados com aquela situação, por vezes de violência física. Em decorrência da falta de asseio, piolhos, algumas lesões de pele. Um precário estado de higiene. Estava com infecção respiratória.

Uma pessoa da família ou a ela ligada teve conhecimento da situação, entrou em contato com os pais da jovem e estes a autorizaram a tomar providências que tirassem a filha deles daquelas condições em que se encontrava.

Foi conduzida ao hospital. Fui chamado a atendê-la, como clínico, e um psiquiatra foi também convocado. Seus pais viviam em outro estado, na região centro-oeste do país. Vieram para o Rio acompanhar o atendimento. Ele, profissional liberal e fazendeiro, abastado, bem-sucedido profissionalmente. Simpático, comunicativo, muito interessado em resolver os problemas da filha. A mãe, uma mulher de poucas palavras, arrogante, quase sempre mal-humorada.

Depois de alguns dias de internação e cuidados, a paciente melhorou. Com as medidas de higiene e vestindo roupas adequadas, apareceu diante de nós uma bonita jovem. Ademais, simpática e comunicativa.

Lá pelas tantas, ficamos sabendo pela enfermagem que ela estava tentando fazer contato com o tal indivíduo que a havia conduzido àquela precária situação em que fora encontrada.

Eu, que nessa altura havia estabelecido um bom relacionamento com a paciente, me sentia à vontade para conversar com ela sobre isso, e disse-lhe:

"Você é bonita, jovem, de família abastada. Se quisesse, teria um companheiro, ou um namorado, que a trataria bem, carinhosamente, e lhe proporcionaria condições de vida favoráveis. No entanto, você abre mão de tudo isso e tenta fazer contato com o homem que a conduziu para a situação precária em que foi encontrada. Não veja o meu comentário como uma crítica. Eu estou apenas tentando entender."

Respondeu ela: "Doutor Paulo, o senhor se choca com palavrão?". Respondi que não e que ela poderia dizer o que quisesses, da forma que achasse mais adequada. Continuou ela, então: "Doutor Paulo. Amor de pica, quando bate, fica.

Eu fui casada durante algum tempo, tive algumas poucas experiências sexuais, mas nunca conheci uma pica como a daquele homem".

Diante dessa resposta, pensei com meus botões: "Ainda bem que eu não sou o psiquiatra dessa mulher. Esse problema é mais dele do que meu". E fui prescrever a minha medicação.

Soube que, após a alta hospitalar, ficou com os pais, mas perdi o contato com ela. Não sei como evoluiu essa história.

No consultório

As situações e os momentos de maior tensão emocional, para os médicos, acontecem geralmente nos serviços de Emergência ou de Terapia Intensiva.

Já nos consultórios e ambulatórios, as coisas fluem com mais tranquilidade. Afinal, ali se procura um diagnóstico, um tratamento mais adequado, se acompanha a evolução dos pacientes. Trata-se, enfim, de uma atividade menos carregada de ansiedade. Mas nem sempre é assim.

Certa vez, uma jovem telefonou para o meu consultório a fim de solicitar uma consulta para aquela mesma tarde porque estava com transtornos digestivos. Entrou carregada no colo pelo cabineiro, porque desmaiara no elevador. Fiz a necessária avaliação clínica e, embora já parecesse recuperada, providenciei sua transferência para um serviço de Emergência.

Em outra ocasião, marcou consulta uma senhora porque estava com um quadro gripal "arrastado". Chegou ao consultório dispneica, com aumento da frequência respiratória, taquicardia, queda da pressão arterial. Um quadro, enfim, preocupante e de risco, a requerer uma rápida intervenção diagnóstica e, sobretudo, terapêutica.

Telefonei para o Serviço de Emergência do hospital privado onde costumava internar meus clientes particulares e solicitei que enviassem uma ambulância com médico e os equipamentos necessários. Assim foi feito e, para resumir, a paciente saiu do meu consultório com máscara de oxigênio, soro na veia e foi transferida para um serviço de terapia intensiva, onde fui atendê-la ao sair do consultório, pouco depois. Sufoco!

Dois casos, portanto, de boa evolução, malgrado o "stress". Mas nem sempre as coisas evoluem assim.

Um amigo meu, bem mais velho que eu, psiquiatra. Tinha seu consultório no Centro da cidade, aqui no Rio.

Certa vez, um cliente, ao sair, esqueceu a receita sobre a mesa do médico. Este foi atrás do paciente para entregar-lhe a receita que havia esquecido. Dessa situação se aproveitou o cliente que seria atendido em seguida. Entrou no consultório, caminhou diretamente na direção da janela e dela se jogou. Andar alto, faleceu. O colega, já idoso, ficou arrasado.

Em 1984, Vera e eu estávamos em Viena e fomos conhecer o prédio que fora residência e consultório de Sigmund Freud. O endereço, Berggasse 19, é muito conhecido entre os psicanalistas. Atualmente, é um museu. Se não estou enganado, a construção tem 4 andares.

Li, certa vez, não lembro onde, que uma cliente de Freud, uma jovem com 19 anos, cometeu suicídio pulando de uma das janelas daquele prédio. Conforme se vê, a história, por vezes, se repete.

Leda e o cisne

Não conheço nenhuma jovem chamada Leda. Mas antigamente era um nome relativamente comum. Tive algumas clientes e até mesmo uma namorada com esse nome. E ele me lembra uma lenda da mitologia grega, que comento em seguida.

Zeus, o rei dos deuses, senhor do Olimpo, era um hipersexual, um "tarado", para usar uma expressão bem simples. Quando queria transar com alguém, nada e ninguém o impediam. E para conseguir esse objetivo, diversas vezes se valeu de disfarces. Se fez passar por um touro, para fazer amor com Europa, filha de Agenor, rei da Fenícia. Transformou-se em uma chuva de ouro, para "pegar" Dânae, filha de Acrísio, rei de Argos. Para transar com Alcmena, se fez passar pelo seu noivo, Anfitrião, rei de Micenas.

Lá pelas tantas, seu objetivo ficou sendo Leda, esposa de Tíndaro, rei de Esparta. E para conseguir o que queria, se disfarçou de cisne e fecundou a jovem num momento em que ela se banhava em um lago. Várias obras de arte foram produzidas a partir dessa lenda, inclusive um famoso quadro de Leonardo da Vinci.

Quando eu ainda clinicava, atendia várias clientes idosas em suas casas e tinha o costume de prosear com elas e com sua *entourage*: familiares, cuidadora, empregada etc. Uma dessas senhoras chamava-se Leda e, certa vez, contei para ela e seu grupo essa história da Leda e do cisne, que elas não conheciam. Concluí dizendo: "De maneira que, se no momento do banho de Dona Leda, a janela estiver aberta e um pombo nela pousar, PRESTEM ATENÇÃO!".

Atração proibida

Vez por outra, ficamos sabendo de casos com envolvimento amoroso ou tentativas de sedução entre médicos e suas clientes. Em meu livro *Solo de sabiá*, relatei três casos assim.

Recentemente, recordei o relacionamento de um psiquiatra com uma paciente que se encontrava internada em um hospital psiquiátrico onde ele trabalhava. Num outro hospital psiquiátrico, onde trabalhei, uma cliente internada, muito bonita, apaixonou-se por um médico que lá atuava e confessou essa sua paixão a uma das freiras do hospital. A freira não se conteve e relatou o fato ao tal médico. Mulheres, até mesmo as freiras, gostam de uma fofoca. Fora uma internação curta. Não era um caso grave, mas a doente levou para casa essa paixão e de lá, vez por outra, tentava falar por telefone com o tal médico que lhe fez ver que, por várias razões, não poderia se envolver com ela.

Certa vez, um médico foi chamado a atender uma paciente em seu domicílio. Bonita, por volta de 40 anos, recebeu o profissional usando uma camisola transparente sobre as peças mais íntimas. Produzida, maquiada. Estava sozinha em casa. Era divorciada e uma pessoa muito neurótica, complicada. O médico, casado, fingiu que nada percebia, examinou e medicou a cliente. Quando, após a visita, ia entrar no elevador para ir embora, viu a paciente na soleira da porta, olhando para ele com um olhar que aparentava uma certa frustração. Saiu perguntando a si mesmo se o que acabara de fazer, ou de não fazer, estava certo ou errado.

Juntando esses episódios aqui relatados, cabe uma reflexão: quanta atração e quanto tesão reprimidos, em função da ética.

Nos consultórios de psicanálise, essas questões também aparecem. É conhecido entre os psicanalistas, no Rio, o caso de um profissional que, lá pelas tantas, comunicou a uma paciente que não poderia continuar seu acompanhamento porque estava apaixonado por ela. Interromperam a terapia, namoraram, casaram-se e, segundo se sabe, foram muito felizes.

Também aqui no Rio, um outro psicanalista se envolveu com uma jovem cliente. A moça engravidou, mas o profissional não assumiu a relação e, tampouco, a paternidade. Não sei como terminou esse caso, mas houve processo, advogados etc.

Até hoje não soube de nenhum caso de alguma médica que tenha se apaixonado por um cliente e com ele tenha se envolvido sexual ou afetivamente. Se você souber de algum, me conte, para que eu possa acrescentar à minha lista.

Fantasma

Cerca de 45 anos atrás, eu, por vezes, tinha clientes internados num hospital em Santa Teresa, na rua Almirante Alexandrino, por onde passa o bonde.

Certa vez, à noite, logo após sair do hospital, ia dirigindo por essa rua quando, de repente, uma mulher se joga à frente do meu carro. Parecia um fantasma. Idosa, vestindo uma camisola branca, longa. Cabelos longos, grisalhos, desgrenhados. Consegui frear a tempo de evitar o atropelamento e a freada foi tão brusca que o veículo ficou atravessado sobre os trilhos do bonde, como num meio "cavalo de pau". Talvez tenha derrapado no trilho, não sei ao certo. Felizmente, nenhum bonde circulava por ali, naquele momento.

Algumas pessoas que passavam conheciam a tal senhora, eram seus vizinhos e a levaram para sua casa. Morava por perto.

Naquela época, as minhas coronárias eram pérvias e, além do susto, nada me aconteceu. Mas que susto...

A tal senhora também nada sofreu, sequer um arranhão.

Graças a Deus.

Anestesista

Anestesista. Obeso, atarracado. Pescoço curto, espremido entre o tórax e a cabeça. Sua respiração era por vezes ruidosa, dando às outras pessoas a sensação de que ele estava ofegante.

Competente na sua especialidade, era assistente de um dos mais famosos anestesistas do Rio de Janeiro.

Certa vez, uma das minhas clientes idosas sofreu queda da própria altura, fraturou o colo do fêmur e precisou ser operada. Foi ele o anestesista.

Um sobrinho da paciente, médico, quis acompanhar a cirurgia. Quando ele entrou na sala cirúrgica, ouviu um ruido respiratório estranho e, preocupado, caminhou a passos rápidos na direção da doente. Eu, que também lá estava, acalmei-o, dizendo: "Fique tranquilo. A sua tia está muito bem. Quem está respirando dessa forma ruidosa é o anestesista".

Pequeno conto "franciscano": baiana

Jovem médico, recém-diplomado, estagiava num serviço de Clínica Médica da UFRJ, no Hospital Escola São Francisco de Assis. Naquela época, ainda não havia por aqui a Residência Médica. Recebia uma pequena bolsa, uma "ajuda de custos". Tinha a pretensão de seguir a carreira universitária e era assim que as coisas começavam.

Entre outras atividades, tinha sob sua responsabilidade a assistência médica a doentes internadas numa das enfermarias do hospital. Trabalhava sob a supervisão de um docente. Entre essas enfermas, havia, numa certa época, uma senhora idosa, um tanto obesa, negra, baiana. Além de baiana de nascimento, era também baiana de profissão. Paramentada com trajes típicos, vendia quitutes que expunha num tabuleiro, no centro da cidade. Sofria de insuficiência cardíaca congestiva e, após um período de tratamento, recebeu alta da enfermaria, mas continuou seu acompanhamento clínico no Ambulatório do Hospital, já com outro médico.

Ficou muito grata ao jovem médico que a acompanhou na enfermaria e, todas as vezes em que ia ao ambulatório, procurava por ele no hospital e, quando o encontrava, postava-se diante dele e começava uma espécie de "ladainha": "O meu doutor. Como ele é bonito. Como ele é bom...". Um verdadeiro show. Os colegas do médico gostavam de assistir àquela cena, para depois brincar com ele.

Certa vez, ele estava fazendo um lanche numa padaria próxima ao hospital, quando a doente, que morava ali por perto, passando em frente ao estabelecimento, o viu, entrou na padaria e, lá dentro, começou aquele espetáculo de agradecimento: "O meu doutor...", para certo constrangimento do médico e diante da perplexidade dos outros fregueses que lá estavam.

Num sábado, pela manhã, chegando ao hospital, foi avisado por um colega de que fora internada uma paciente idosa, numa situação muito grave e dizendo que não queria morrer sem antes ver o seu médico: ele. Dirigiu-se rapidamente à enfermaria e lá encontrou aquela sua cliente baiana. Grave, dispneica. Ela olhou para ele, sorriu e falou: Eu disse que não "fechava" enquanto não visse o meu doutor.

Em seguida, faleceu.

Pequeno conto "franciscano": dorminhocos

Um dos famosos filmes do Chaplin, "Luzes da cidade", de 1931, começa com a cena da inauguração de um monumento. Quando retiram a lona que o cobria, vê-se que um vagabundo estava dormindo no colo de uma estátua.

Muitos anos atrás, compareci à cerimônia de inauguração das novas instalações de um dos mais conceituados hospitais privados de nossa cidade. Estavam presentes a diretoria, médicos, enfermeiras, funcionários e um sacerdote que ia benzer o local. A área a ser inaugurada estava no escuro. Quando acenderam as luzes, havia um operário, em roupas de trabalho, dormindo em um sofá. Assustou-se com a súbita claridade e com as pessoas que riam. Em seguida, constrangido, retirou-se do local.

Eu, certa feita, quase vivenciei situação parecida com a do vagabundo do Chaplin e a do operário na casa de saúde.

Em 1975, estava me preparando para um concurso às vagas de Professor Assistente de Clínica Médica na UFRJ. Matéria extensa, candidatos fortes e muito bem preparados. Estudei bastante. Vivia com um livro embaixo do braço. Por vezes, cansado, com sono, em virtude dos plantões, sempre que havia um tempinho, aproveitava para estudar. Certa vez, estava estudando na biblioteca do serviço do Professor Lopes Pontes, no Hospital Escola São Francisco de Assis, onde eu atuava como auxiliar de ensino.

Verão, muito calor, ocorre uma pane no aparelho de ar-
-condicionado. A secretária do professor, Dona Bené, soli-
dária com a minha situação, me sugeriu: "Por que não vai
estudar no gabinete do professor? Tem ar-condicionado".
Respondi que não. Não tinha autorização. E se o professor
chega e me vê lá dentro?

Ela insistiu. "Ele já foi embora e não vai voltar. Foi ao
velório de um professor da faculdade e de lá vai direto para
o consultório."

Acabei concordando e entrei no tal gabinete. Ar-condicionado ligado, vislumbrei um sofá e, com sono, não resisti. Dei-
tei, fiz o livro de travesseiro e comecei a dormir. Felizmente,
alguns minutos após, acordei e pensei com meus botões: se o
professor entra aqui agora e me vê dormindo em seu gabinete,
como um desocupado, que vexame vai ser. Levantei-me, sentei-me à mesa e comecei a estudar. Logo em seguida, de repente, inesperadamente, entra o professor. Havia esquecido
alguma coisa e voltara para pegar. Pedi desculpas por estar
usando a sua mesa e sua cadeira, mas ele, generosamente,
respondeu: "Fique à vontade. Você está se preparando para
um concurso. Todas as vezes em que eu não estiver usando
este gabinete, você pode utilizá-lo para estudar".

Escapei, por pouco, de um grande constrangimento.

Pequeno conto "franciscano": Treponema bar

Durante dez anos, atuei na 4ª cadeira de Clínica Médica da UFRJ, Serviço do Professor Lopes Pontes, no Hospital Escola São Francisco de Assis. Ali, comecei minha formação de clínico com um excepcional grupo de médicos.

Quando escrevo excepcional não me refiro tão somente à competência técnica, como médicos e professores, mas também ao espírito de camaradagem, companheirismo, solidariedade que reinava naquele ambiente e que, malgrado várias perdas, persiste até hoje, tanto que, até se iniciar esta pandemia, jantávamos juntos duas vezes por ano. Uma amizade que, para mim, começou em 1967, quando fui para lá cursar o Internato. Vários desses companheiros estão até hoje no grupo dos meus mais caros e diletos amigos.

Na rua que passava (e passa...) por trás do hospital havia um bar que ficava situado entre o São Francisco e a área do baixo meretrício, a então famosa "zona do Mangue". O tal bar era frequentado por pessoas que atuavam no Hospital, mas, também, em menor parte, por outras que trabalhavam ou circulavam pela "zona". Nós, do Hospital, o chamávamos de "Treponema bar", numa referência ao bacilo da sífilis devido à vizinhança com o meretrício.

Contava-se que, certa vez, uma de nossas alunas, morena bonita, vistosa, exuberante, estava lá, sentada próxima de uma das mesinhas, quando dela se aproximou um indivíduo que, de voz baixa, lhe perguntou: "Minha filha, qual é o câmbio?". Para quem não sabe, essa era a forma pela qual se perguntava a uma prostituta quanto ela cobrava por uma "transa".

Outra vez lá estava eu, bem cedo, antes de começar minhas atividades, quando chegou um indivíduo, por volta de 45 anos, negro. Aproximou-se do balcão e pediu um traçado, mistura de cachaça com vermute. Antes de beber, jogou um pouco da bebida no chão, para o "santo", e, depois de engolir o restante de uma vez, sacudiu o corpo por inteiro, numa espécie de tremor, como se houvesse recebido um choque elétrico. Um verdadeiro ritual.

Bons tempos, os do São Francisco. Bons e inesquecíveis.

Uma lembrança

Na vida da gente, há momentos de absoluta paz, tranquilidade, ausência de qualquer preocupação, de qualquer espécie, nenhum compromisso ou obrigação. Esses momentos a gente não esquece.

Em 1971, compareci a um congresso de hepatologia, no Guarujá. Numa tarde em que não havia nenhuma programação do nosso interesse, eu e dois colegas aproveitamos para conhecer Bertioga, e para lá nos dirigimos no automóvel de um deles.

Quando voltávamos, vislumbramos, à beira da estrada, um bar muito simpático, simples, rústico. Para lá nos dirigimos e por lá ficamos batendo papo, jogando conversa fora durante várias horas. Como, no Rio, trabalhávamos no mesmo hospital universitário, o São Francisco de Assis, havia muito o que conversar, recordar, a respeito de nós mesmos e dos colegas que por lá também atuavam. Além das colegas médicas, enfermeiras, alunos e alunas etc.

Muita cerveja bem gelada foi ingerida no decorrer daquela conversação. Muita mesmo, com tira-gostos bem saborosos como acompanhamento.

Vez por outra, algum colega do congresso passava de carro pela estrada e nos pedia alguma informação a respeito do trajeto para Bertioga.

Lá pelas tantas, vimos um pescador que, vindo da praia, trazia, ainda viva, uma piraúna que acabara de pescar. Perguntamos ao dono do bar se ele poderia nos preparar aquele peixe e, tendo em vista sua resposta afirmativa, compramos a piraúna do pescador. E foi esse o nosso almoço, acompanhado de mais cerveja bem gelada.

Ao final, quando voltávamos para o automóvel, um dos colegas, que felizmente não era quem iria dirigir, estava trôpego, andando com dificuldade, por conta de tanta cerveja ingerida. Eu e o outro o carregamos para o carro e o colocamos deitado no banco de trás. Lá ficou ele, feliz da vida, dizendo coisas engraçadas e comentando como era bom aquele estado de espírito em que se encontrava.

Mal saíamos do local, o colega que dirigia atropelou um galo que passou à frente do carro. A ave, assustada, batendo as asas, caiu na água de um canal que havia ao lado da estrada mas, se bem que molhada, conseguiu sair da água e, caminhando pela margem do canal, seguiu seu caminho, aparentemente sem lesões. Ao ver o galo molhado pela água do canal, o colega que conduzia comentou: "O galo virou pato!".

No Sanatório: um susto

Comecei a trabalhar, como plantonista, no Sanatório Santa Juliana, hospital psiquiátrico, de freiras, quando cursava o último ano da faculdade de medicina. Naquela época, isso era permitido. Logo em seguida, veio a exigência do diploma. Eu era o único não psiquiatra naquela equipe médica.

Aconteceu que, naquele ano, dois colegas plantonistas, esses já recém-formados, psiquiatras, cometeram suicídio. Jovens, muito estimados.

Ficou um clima horrível no hospital. Um verdadeiro trauma, não apenas para os médicos, mas também para as freiras, funcionárias e funcionários.

Lá, naquela época, os plantões médicos eram tranquilos. Cabia ao plantonista a tarefa de medir a pressão arterial e avaliar a frequência cardíaca das doentes em sonoterapia, além de fazer as internações, no máximo três por dia.

Raramente havia alguma intercorrência clínica.

Tendo em vista essa tranquilidade, o médico de plantão se permitia fazer, vez por outra, uma saída rápida para alguma compra ou dar uma volta ali por perto. Deveria sempre comunicar essa saída à freira que ficava na Secretaria.

Certa vez, um colega saiu e se esqueceu de avisar. Aconteceu que, exatamente naquele momento, receberam um telefonema para ele na Secretaria. Tentaram chamá-lo pelo telefone interno, mas ninguém atendeu. Foram então ao quarto do plantonista, bateram na porta e nenhuma resposta. Ainda "assombradas" pelos trágicos acontecimentos recentes, as Irmãs quase entraram em pânico e, quando o colega voltou, encontrou toda a Congregação reunida à porta do seu quarto, resolvendo se iam invadi-lo ou não. Quando elas finalmente o viram, alívio geral, houve uma repreensão e um pedido para que não fizesse mais aquilo.

No Sanatório: freiras

Conforme já escrevi algumas vezes, durante 18 anos, trabalhei em um hospital psiquiátrico de mulheres, administrado por freiras e, destas últimas, guardo algumas recordações interessantes. A sede da congregação ficava em Roma.

Algumas das freiras que lá atuavam eram italianas. Uma delas, já uma senhora, protagonizou um episódio que relato a seguir.

O sanatório tinha um diretor, psiquiatra, já idoso. Todos os dias, ao chegar, dirigia-se ao consultório onde havia um armário e lá ficava guardado seu avental de trabalho. Sempre usava terno e, já no consultório, tirava o paletó e vestia o avental. Em seguida, guardava o paletó no armário e ia ver algumas doentes internadas. Depois, voltava ao consultório.

Num determinado momento, começou a se dar conta de que, vez por outra, notava que havia menos dinheiro em sua carteira e relatou esse fato à tal Irmã, italiana, à qual me referi. Esta passou a esconder-se dentro do tal armário até que, um dia, surpreendeu uma funcionária, no momento em que ela tirava algumas cédulas da carteira de dinheiro que estava no paletó do Diretor. E gritou, com seu sotaque italiano: "Ladrona!". Imaginem o susto que deve ter tomado a tal larápia que, evidentemente, depois deste flagrante, foi demitida.

A congregação tinha em Fátima, Portugal, uma casa onde alojava Irmãs já idosas. Esta freira à qual me referi lá se encontrava quando fui a Portugal pela primeira vez. Fui visitá-la, pois me dava muito bem com ela. E ela, certamente, também gostava bastante de mim, porque, assim que me viu, emocionou-se a ponto de sofrer um episódio de taquicardia que, felizmente, foi revertido espontaneamente, em poucos minutos.

Lembro-me de uma outra freira, brasileira, mais jovem, que estava sempre sorridente e bem-humorada. Certo dia, ao entrar num dos quartos do sanatório, surpreendeu uma paciente "chupando o peitinho" de uma funcionária. Susto! Escândalo! Imaginem uma freira, pudica, em contato com uma cena dessas. O médico plantonista, no caso, eu, foi chamado a intervir. Tentei acalmar todo mundo. A funcionária, uma arrumadeira, estava noiva e fazia aquilo por dinheiro, que a cliente lhe dava como pagamento por essas travessuras. A freira, muito exaltada, queria que eu tomasse alguma providência em relação à doente. Disse à Irmã e às demais pessoas presentes que desejava ficar a sós com a paciente e conversar com ela. A cliente, uma jovem bonita, morena, olhos verdes, me falou: "Doutor, eu sou homossexual. Tenho um irmão e uma tia que também são". Em seguida, falou sobre sua vida, sua família e tudo mais. Não lembro qual teria sido a evolução desse caso, mas acho que, passados o susto e o impacto produzido pela cena, ficou tudo bem.

Havia uma outra freira, jovem, simpática e bonitinha que me confidenciou, certa vez, que estava apaixonada por um dos médicos do Sanatório. Esse colega, além do mais, estava noivo. O sentimento e a atração, frequentemente, não aceitam limites. Chegou a exteriorizar esse sentimento às outras Irmãs, as quais, provavelmente, não gostaram muito de saber daquelas coisas.

Acabou por deixar a vida religiosa. Anos depois, nos encontramos em um hospital privado onde ela estava atuando na enfermagem.

Não sei se o tal médico, objeto daquela paixão, ficou sabendo dessa história.

A freira mais idosa do Sanatório era também italiana. Baixa, curvada em função de uma artrose na coluna vertebral, era a jardineira do local. E cuidava muito bem dos canteiros e jardins da instituição. Aliás, o hospital era todo muito limpo e bem cuidado.

No Sanatório: um travesso

Durante 18 anos trabalhei num hospital psiquiátrico de mulheres no bairro Lins e Vasconcellos, zona norte do Rio, o Sanatório Santa Juliana. Por nove anos atuei como plantonista e, depois, outros nove, como clínico. O Sanatório pertencia a uma ordem religiosa de freiras. Já escrevi algumas vezes sobre esse hospital.

Todos os demais médicos que lá atuavam eram psiquiatras, alguns diaristas, outros plantonistas. Entre estes últimos, havia um, pouco mais jovem, que ficava em plantão aos domingos. Magro, estatura mediana. Frequentemente chegava ao plantão atrasado, para contrariedade do colega que lá ficava aos sábados e que, aos domingos pela manhã, aguardava a chegada do substituto, para que pudesse ir para casa e para o convívio com a família, esposa e filhos. Certa vez, o tal retardatário contumaz, mais atrasado que habitualmente, ao perceber a contrariedade do colega que o aguardava ansioso, abraçou-o afetuosamente e disse: "Você me desculpe, mas foi uma noite de muito amor!".

Em outra ocasião, pelo contrário, chegou antes da hora. Foi direto da farra para o Sanatório e o colega que estava de plantão ainda dormia. Sem cerimônia, deitou-se ao lado dele, na mesma cama, para desagrado do outro que, ao acordar, deparou-se com aquela companhia, que não lhe aprazia.

Havia, no Sanatório, uma freirinha jovem e muito bonitinha. Soube que, mais tarde, deixou o hábito. Certa vez, estávamos numa salinha de preparo de material, eu, ela e o tal colega. Ela de frente para mim e ele, por trás dela, mordia o lábio inferior, numa expressão facial muito sacana.

Naquela época, minha mulher e eu, nos finais de semana, frequentávamos regularmente a praia de Ipanema, na companhia de outros casais de amigos. Perto de nós, ficava um outro grupo, do qual fazia parte esse colega, travesso, sobre o qual escrevi nas linhas acima. Quando saíamos da praia íamos para um bar, o Sereia de Ipanema, ali por perto.

O tal colega e seu grupo também frequentavam o mesmo local. Saíam um pouco antes de nós e, ao deixar a praia, ele dirigia-se a mim e dizia: "Quando você chegar lá, o seu chope já estará à sua espera". E, realmente, ao perceber que eu e meu grupo já estávamos nos aproximando, ele já solicitava o meu chope, que estava lá, gelado, aguardando por mim.

Morava num apartamento pequeno, em Copacabana e, certa vez, promoveu por lá uma festa com amigos. Música alta, muita bebida, não sei se mais alguma coisa. O vizinho de cima, um senhor idoso, incomodado com o barulho, foi lá reclamar, mas o nosso personagem não entendeu o propósito da visita, pensou que era um convidado e, amistosamente, abraçou o tal vizinho e o conclamou a participar da festinha.

Soube, algum tempo atrás, que esse médico ao qual me refiro começou a namorar uma jovem ligada à religião do

Santo Daime e que ele mesmo acabou por se incorporar a esse grupo.

Há muitos anos não tenho notícias dele.

Figuraça...

Em tempo: o hospital ao qual me referi no início desta narrativa há muito tempo não existe mais. O prédio em que funcionava foi vendido e demolido. Em seu lugar construíram dois blocos de apartamentos.

No Sanatório: uma louca paixão

Mais uma dos tempos de Santa Juliana, hospital psiquiátrico de mulheres, administrado por freiras.

Lá pelas tantas, apareceu para trabalhar por lá um psiquiatra. Jovem, magro, mais para alto. Trabalhava como plantonista e desempenhava a contento suas tarefas, sem exteriorizar qualquer distúrbio psiquiátrico ou algum problema de saúde. Fazia plantões em um outro hospital, também de psiquiatria.

Até que, certo dia, chegou ao Santa Juliana acompanhado de uma jovem e a instalou, com ele, no quarto dos plantonistas. Ora, isso era uma irregularidade. Não era permitido aos plantonistas, mesmo os casados, a companhia de qualquer pessoa em seu quarto de plantão.

O que é isso? Pergunta daqui, interroga dali, acabaram descobrindo que a tal jovem era uma doente que estava internada no outro hospital psiquiátrico onde trabalhava o nosso personagem. Ele se envolveu com ela a ponto de perder a noção de limites, retirou-a do hospital onde estava internada e tentou instalá-la em seu quarto, no Santa Juliana. Contatos entre os dois hospitais e com a família da moça foram estabelecidos. Ao final, concluíram que ele também estava com problemas mentais e foi encaminhado a tratamento psiquiátrico.

Não voltou ao Sanatório e não tive mais notícias dele.

Risco de vida

Durante quase 27 anos, trabalhei como médico plantonista no CTI do Hospital do Andaraí, localizado na esquina das ruas Leopoldo e Uberaba. Ao final da rua Leopoldo está o morro do Andaraí.

O CTI fica no 9º andar do hospital e de lá se visualiza o morro. Àquela época, já havia tráfico de drogas naquele local. Por vezes, ouvíamos o ruído de fogos de artifício, morteiros, que, se dizia, eram usados para avisar aos usuários que a droga havia chegado.

Mas, ao que tudo indica, não apenas foguetes desse tipo eram de lá lançados.

Havia, no CTI, uma sala que era utilizada para armazenamento e preparo de medicamentos. Nesse lugar havia também um telefone que era usado pelo pessoal médico e de enfermagem e, por meio dele, os familiares recebiam informações a respeito dos pacientes.

Certa vez, uma bala "perdida" entrou nessa sala e, a julgar pelo local por onde entrou, através do vidro da janela e pelo ponto onde terminou seu percurso, numa prateleira, se alguém estivesse utilizando o tal telefone naquele momento, poderia ter sido atingido na cabeça.

No meu plantão, à noite, nós médicos e os acadêmicos costumávamos encomendar pizzas. O pessoal da enfermagem também. Havia, por perto, naquela época, uma pizzaria cujos produtos apreciávamos muito. Parte da equipe ficava nos quartos, degustando as pizzas, enquanto uma outra parte ficava na enfermaria, perto dos doentes.

Certa vez, quando acabei de comer, fui para a enfermaria e, tão logo nela entrei, ouvi um barulho: "papá".

Uma "bala perdida" entrou por uma das janelas, ricocheteou numa parede e terminou seu percurso no negatoscópio, quebrando o seu vidro. Se, naquele momento, um de nós ali estivesse examinando uma radiografia ou uma tomografia, poderia ter sido lesado na cabeça. Mostramos o material ao policial de plantão do Setor de Emergência, que disse tratar-se de uma bala de pistola.

No momento em que isso aconteceu, parte da equipe médica e de enfermagem estava nos quartos, comendo a tal pizza. Se todos estivessem na enfermaria, naquela hora, maior teria sido a probabilidade de alguém ter sido atingido. Por essa razão, ao escrever um relato sobre o episódio, meu colega de plantão assim começou: "Fome evita tragédia!".

Humor judaico

Num determinado momento da minha atividade na UFRJ, consegui um aumento de carga horária e, por determinação da coordenação de ensino da Faculdade de Medicina, esse aumento foi empregado, em parte, em aulas práticas de semiologia. Apreciei muito essa decisão, pois sempre gostei de lecionar essa matéria. A coordenação perguntou a todos os que iriam ministrar essas aulas se gostariam de se submeter a uma reciclagem, em algum setor onde sentissem alguma deficiência ou necessidade. Optei por neurologia e outros dois colegas se juntaram a mim: Mauro Tendrich, endocrinologista, e Eduardo Lopes Pontes, gastroenterologista. Foi indicado para nos reciclar nada menos que o Titular de neurologia da UFRJ e um dos melhores neurologistas do Rio de Janeiro: Sergio Novis. Um privilégio. Novis é, além do mais, simpático e bem-humorado. Formamos um quarteto sensacional e as aulas corriam sempre num ambiente ao mesmo tempo agradável e produtivo.

Certo dia, Novis nos apresentou um martelinho neurológico que tinha acoplado ao seu cabo um pincel que era utilizado para pesquisa de alguns reflexos. Comentou que aquele martelo fora fabricado na Alemanha e o pincel era feito com pelo de marta. Mauro Tendrich, hebreu e gozador, retrucou: "Alemanha? Pelo de marta? Marta coisa nenhuma. Isso é feito com bigode de judeu!".

Aulas de semiologia

Nos meus tempos de docente na UFRJ, gostava muito de ensinar semiologia. E o fiz no Hospital Escola São Francisco de Assis e no Hospital Universitário Clementino Fraga Filho (HUCFF). Para quem não é do ramo, é quando se ensina o estudante de medicina a conversar com o doente e a examiná-lo.

Certa vez, já no HUCFF, recebi um grupo de 6 estudantes, 5 moças e um rapaz. Eu e uma colega mais jovem que eu nos revezávamos nessas aulas práticas. Aconteceu que o tal rapaz, o aluno, apaixonou-se pela professora, que, embora ainda não fosse idosa, contava já muitos anos a mais que ele e não correspondeu aos seus sentimentos. Segundo me lembro, ele ficou um pouco deprimido e chegou a procurar ajuda do Serviço de Psicologia Médica do Hospital. Acharam conveniente colocá-lo em outro grupo.

Fiquei, portanto, com as 5 moças. Em algumas dessas aulas, eu precisava mostrar a elas as regiões do corpo: no tórax, no abdome, nos membros etc. Para tal atividade, não precisava lançar mão dos doentes das enfermarias. Bastava solicitar a algum aluno que tirasse o jaleco, deixando parte do corpo descoberta e eu desenhava no tórax, no abdome etc. as diferentes regiões a examinar. Em seguida, ainda "usando" o tal aluno, ensinava as técnicas do exame físico. Como naquele nosso grupo não havia nenhum rapaz, as alunas convidavam algum colega de outro grupo a fazer esse papel e eram sempre bem atendidas. Apenas uma vez não conseguiram ninguém. Como uma delas estava usando um "bustiê", as outras solicitaram e até mesmo insistiram com ela para que despisse o jaleco, mas ela se recusou. Acabaram por conseguir um rapaz para nos ajudar.

Tive um relacionamento excelente com essas moças que, ao final do curso, me convidaram para tirar uma foto com elas na entrada principal do hospital.

Mesmo depois de terminado o curso de semiologia, elas estavam sempre juntas no hospital e quando por lá me viam, vinham em grupo falar comigo. Eu ouvia aquele grito: "Olha lá o Paulão!" e, em seguida, vinham correndo em minha direção. Eu achava muito divertido, porque uma delas era alta, magra e as outras mais baixinhas. Quando elas corriam juntas me lembravam uma galinha correndo com seus pintinhos.

Cheguei a comparecer ao casamento de uma delas, alguns anos depois.

As voltas que o mundo dá: posteriormente, uma dessas jovens, durante certo período, foi médica da minha mulher e, por vezes, me auxiliou na clínica particular, atendendo alguns dos meus clientes quando eu estava viajando.

Gramática

Muitos anos atrás, eu, por vezes, fazia a barba em barbearias. Havia uma na faculdade onde eu estudava. Dois profissionais lá atuavam. O Gonçalves e um outro, já idoso, o Sr. Luiz. Este último era o barbeiro que trabalhava melhor a minha barba. Conhecia os redemoinhos, os lugares onde podia ou não convinha escanhoar etc.

Certa vez eu estava lá quando entrou um médico. Tinha ido à faculdade para pegar algum documento na secretaria e aproveitou para fazer a barba ou cortar o cabelo. Bem vestido, usava paletó e gravata e, lá pelas tantas, pôs-se a contar histórias do seu tempo de aluno.

Relatou que o Professor Titular de farmacologia da sua época, além de muito capaz na matéria que lecionava, era, ademais, profundo conhecedor da língua portuguesa e era famoso por essa competência.

Deixava no anfiteatro onde lecionava uma caixinha de madeira onde os alunos poderiam depositar suas dúvidas por escrito. Alguns as expressavam verbalmente, mas outros, talvez mais tímidos, usavam a tal caixinha. Antes de iniciar a lição do dia, esclarecia as dúvidas sobre a aula anterior, que alguns alunos haviam deixado na caixinha.

Lia as perguntas em voz alta, para toda a turma, e certa vez disse que um dos alunos escrevera o seguinte: "Caro mestre, trago-lhe hoje uma dúvida, não de farmacologia, mas de português. Qual a forma certa de se dizer: tomar 'no' cu, ou tomar 'em o' cu?". E continuou o mestre: "Acho que as duas estão erradas. A meu ver, a forma gramaticalmente correta seria tomar 'pelo' cu. E aconselho o autor da pergunta a fazê-lo".

Posteriormente, pelo menos uma outra pessoa, também ex-aluno da faculdade, me confirmou essa história.

Instabilidade

Num dos hospitais onde trabalhei, havia um colega cujo humor se caracterizava pela instabilidade. Por vezes era simpático, afável, afetuoso, bem-humorado. Em outros momentos, sem que se soubesse o porquê, apresentava-se carrancudo, pouco receptivo, às vezes até agressivo e explosivo. Nessas ocasiões, parecia estar, como se diz hoje, "de ovo virado".

Certa vez, num começo de ano, ele estava num desses momentos ruins e um colega que não se deu conta dessa situação lhe perguntou: "E então, companheiro, quais são seus projetos para esse ano?". Respondeu ele, zangado, em tom agressivo, de "cara amarrada": "Vá perguntar ao chefe do serviço. Eu não lhe devo satisfações da minha vida". E o outro, perplexo, olhando para mim: "Ué, por muito menos eu precisei internar minha empregada no Pinel!".

"Sururu" no plantão

Durante dois anos trabalhei como acadêmico plantonista, concursado e remunerado, no Setor de Emergências do Hospital Carlos Chagas. No quinto ano, fazia plantão de 24 horas às sextas-feiras e, no sexto ano, aos domingos.

Havia por lá um auxiliar ou técnico de enfermagem que, segundo me parece, não "regulava" muito bem, tanto que era conhecido como "Otávio maluco". O nome é fictício, o apelido não.

Aos domingos, quando não estava atuando no hospital, Otávio trabalhava numa funerária que havia por perto. Como não tinha muito o que fazer por lá, ele bebia e, por vezes, passava da conta. Certa vez, num desses domingos, alcoolizado, saiu da funerária, dirigiu-se ao hospital, foi para a sala de radiofonia e, aproveitando-se de uma distração do funcionário do setor, pegou o microfone e pôs-se a falar: "Atenção! Atenção! Para quem não sabe: O Dr. Alberto come a Dra. Maria e o Dr. Fernando come a Dra. Sonia". Os médicos e as médicas por ele citados atuavam naquele plantão. Era horário de visitas no hospital e os visitantes e familiares dos doentes ouviram perplexos, pelos alto-falantes, aquela declaração. O funcionário foi punido por essa atitude, mas continuou atuando no hospital.

Certa vez, ele e um dos médicos por ele citados se encontraram no hospital no decorrer de um plantão, trocaram desaforos e entraram em luta corporal. O caso foi terminar numa delegacia policial próxima e não sei como tudo terminou, pois meses depois chegou ao fim o meu período de atuação no hospital e nunca mais soube do caso.

Em tempo: os "casos" citados ao microfone pelo tresloucado funcionário eram verdadeiros, assumidos pelos casais e conhecidos pela equipe do plantão em que trabalhavam. Os nomes são fictícios.

Viagem

Eram todos jovens, médicos, residentes da UFRJ.

Num determinado sábado, reuniram-se no final da manhã e parte da tarde, no apartamento de um deles, para bater papo, comer, beber, talvez "apertar um baseado", sabe-se lá se alguma coisa a mais...

Depois de várias horas, foram para suas casas para descansar e tomar um banho, mas combinaram de se encontrar à noite em outro apartamento, de outro membro do grupo, e lá continuar a esbórnia. Saíram todos levando o novo endereço.

Um deles, ao chegar, à noite, ao local combinado, apertou a campainha, mas, certamente, se enganou e não se dirigiu ao local acertado, pois ao invés de um colega, abriu a porta um professor da faculdade, um tipo conservador, vestindo pijama com mangas e calças compridas. Ao se dar conta do engano cometido, o tal jovem, ainda surpreso com a imagem do personagem que tinha à sua frente, e talvez ainda sob o efeito da farra de horas antes, comentou consigo mesmo, mas em voz alta: *"Bad trip! Bad trip!"*.

Incontinência

"Não te aflijas, que logo mijas", afirma um velho ditado popular, de origem, se não me engano, portuguesa.

E corresponde à realidade. Conheci dois casos em que esse dito se confirmou.

Um colega meu, médico, que andava por volta dos quarenta e tantos anos, morava no Rio, mas tinha, em Arraial do Cabo, uma casa de praia onde costumava passar os finais de semana.

Certa vez, numa sexta-feira à noite, foi a um casamento no Rio e de lá seguiu diretamente para Arraial. Com ele, a esposa, a mãe e, se não me engano, mais alguém, talvez filho ou filha, não tenho certeza. Pouco após a chegada à casa de praia, antes mesmo de trocar de roupa, surpreso e assustado, viu dois indivíduos, jovens e armados, pulando o muro da sua casa. Um assalto. Fizeram uma "limpa". As senhoras, a mãe e a esposa ainda portavam as joias que haviam usado durante o casamento. Felizmente, não houve nenhuma agressão verbal ou física e os danos se limitaram às perdas materiais.

Mas o meu colega, quando se deu conta da situação e sem conhecer ainda quais seriam os desdobramentos e a extensão do problema, ficou muito assustado e sentiu-se ameaçado. Como consequência, urinou-se por completo.

Um outro colega, também a caminho dos cinquenta, foi chamado a um hospital público para ver um paciente. Este, profissional do jogo do bicho, fora baleado numa desavença dessas que, por vezes, ocorrem entre os que se dedicam a essa atividade. Sobreviveu, mas ficou com lesões que demandavam cuidados e acompanhamento médico. A família, através de um amigo que era cliente desse meu colega, chamou-o com o objetivo de transferir o paciente para um hospital privado e, em seguida, ficar acompanhando o caso.

Quando o colega médico estava por lá, no hospital público, avaliando a situação, alguém, em pânico, avisou que os inimigos do doente estavam lá, no hospital, e para lá se tinham dirigido, armados, com a finalidade de "terminar o serviço". Diante dessa situação de perigo, o meu colega perdeu o controle e se urinou, involuntariamente. Felizmente, era apenas um boato, decorrente de alguma brincadeira de mau gosto ou de uma desinformação.

Conforme se vê, os ditos populares, frequentemente, refletem a realidade.

Rolo compressor

Um pequeno grupo de médicos trabalhava no mesmo hospital universitário e reunia-se regularmente para almoçar em um restaurante no Campo de São Cristóvão.

Bater papo, comer bem, relaxar, bebericar. Um deles, o mais idoso, bebia mais que os outros e gostava de vodca. Os demais ficavam preocupados porque ele, ao sair dali, ia para casa dirigindo o seu fusca. Pediam-lhe que bebesse menos, mas ele, além de não atender a essas solicitações, ficava zangado com os companheiros e, por vezes, lhes dirigia desaforos. Os amigos chegavam a sugerir ao garçom que os atendia que "batizasse" a vodca, colocando água no copo dele.

Certa vez, terminado o almoço, saiu do restaurante e foi para casa, em Ipanema, dirigindo o seu automóvel. Na ocasião, havia uma obra de pavimentação na Vieira Souto. Ele entrou por essa via e bateu de frente com a máquina que fazia a compressão do asfalto. Um dos seus amigos foi visitá-lo, já em casa, e constatou que ele, felizmente, quase nada havia sofrido e o carro ficara com poucos danos.

Em seguida, dirigiu-se ao local do acidente para conversar com o funcionário da obra que dirigia a tal máquina. Sujeito simplório, ficou contente ao saber que o acidentado praticamente nada sofrera. Em seguida, explicou: "Eu estava dirigindo a minha máquina quando vi aquele fusca vindo direto na minha direção. Não entendi nada e pensei com meus botões: O que é isso? Será isso o tal do *kamikaze*?".

Limite

Médico, muito educado, particularmente polido com as senhoras, às quais distribuía sempre muitos elogios, mas sempre dentro das fronteiras do respeito.

Com a velhice, chegou a demência. Esta se deu com o início da perda de noção do limite.

Certa vez, ao término de um jantar em um restaurante com um grupo de médicos, disse à esposa de um deles: "A senhora está sempre muito bonita. Muito elegante. Bem vestida, bem penteada, bem maquiada e bem humorada. Mas o responsável por isso é o meu colega, o seu marido, que deve estar 'passando o rodo' muito bem".

Estafa

Médico, fazia plantões semanais de 24 horas num quartel do exército onde havia um posto de atendimento. Trabalhava bastante nessa atividade, mas, determinado dia, o movimento esteve acima da média. Ao final da jornada, muito cansado, recolheu-se ao seu quarto para repousar, dormir, recuperar-se, enfim, para as atividades do dia seguinte. Quando já estava se preparando para dormir, foi chamado a voltar ao posto para mais uma consulta. Fatigado, sonolento, voltou ao local de trabalho e, lá chegando, estavam à sua espera um oficial e sua esposa. Esta tinha no colo uma cachorrinha e disse ao médico: "Doutor, essa minha cachorrinha não está bem e eu a trouxe aqui para que o senhor a examine e me sugira o que fazer com ela". Ele, de início, não acreditou no que acabara de ouvir, e respondeu: "Eu sugiro que a senhora leve essa sua cachorrinha para a puta que pariu!".

O marido ficou zangado, exaltado e anunciou que iria "dar parte" aos superiores do médico, por conta da sua atitude.

E, realmente, ele foi chamado a se explicar, mas o seu superior, após ouvir seus argumentos e considerando as atenuantes, passou-lhe uma reprimenda e encerrou a questão.

Alternativa

Médico, cirurgião, dos bons. Mais para alto, elegante, simpático, empinado. Fumava cachimbo. Quase 10 anos mais velho do que eu.

Trabalhávamos em dois hospitais, os mesmos. Cada um no seu setor. Não chegávamos a ser amigos, mas nos dávamos muito bem.

Com a aposentadoria, perdemos contato e ficamos vários anos sem nos vermos.

Certa vez, nos encontramos em um shopping da zona sul do Rio e fiquei penalizado ao vê-lo. Emagrecido, encurvado, andando com muita dificuldade, apoiado nos familiares. Aproximei-me para cumprimentá-lo e trocar algumas palavras. Percebi que ele estava evidentemente constrangido por encontrar-se naquela situação. Eu também já estava com alguns problemas de deambulação. Pusemo-nos os dois a reclamar dessas mazelas que a idade traz. Comentei, então: "A alternativa que existe é pior...". Desconsolado, respondeu ele: "Não sei não...".

Triagem

Psiquiatra, já idoso, havia muitos anos trabalhava no ambulatório de um grande hospital psiquiátrico, público, num subúrbio do Rio de Janeiro.

E tinha, por lá, muitos clientes.

Acabou por tornar-se uma pessoa muito conhecida e, até mesmo, uma figura "folclórica" naquela instituição. Contavam muitas histórias, em sua maioria inventadas, sobre sua atuação profissional.

Uma delas: certa feita, chegou ao ambulatório para atender uma grande quantidade de doentes, um em seguida ao outro. Com muitos prontuários debaixo de um braço e outros tantos debaixo do outro, dirigiu-se aos clientes e disse: "Os que ouvem vozes sentem-se à minha direita e, os que choram, à esquerda". Estaria, desta forma, fazendo já uma certa "triagem", colocando de um lado os esquizofrênicos delirantes e, do outro, os deprimidos. Uma história inventada, uma gozação, mas que dá uma ideia do grande número de pacientes que o nosso personagem atendia naquela instituição.

Sábio, narcisista e fanfarrão

Médico, mais velho do que eu. Muito competente em sua especialidade, desfrutava de elevado conceito entre os colegas.
Era, ademais, um homem sabidamente culto.
Vaidoso, gostava de exibir sua competência e sua erudição. Como essas coisas não me incomodavam, me aprazia conversar com ele e, graças a isso, dele aprendi muitas coisas, não só sobre medicina, mas também sobre tudo o mais. Frequentemente, tomávamos cafezinho juntos no hospital onde trabalhávamos e, nessas ocasiões, eu ficava ouvindo suas histórias.
Volta e meia era convidado a fazer palestras em outros estados. Certa vez, convocado a um encontro científico em São Paulo, fez questão de chegar lá bem moreno, queimado de sol, só para causar inveja aos paulistas. Vejam só! Custo a acreditar que tenha chegado a tal ponto, mas foi isso o que ele contou. Quem sabe esse relato teria sido tão somente uma fanfarronice...

O exibicionista

Muitos anos atrás foi internado num hospital público do Rio de Janeiro um senhor já bem idoso, numa situação grave, terminal.

Durante a internação, era visitado por três netas, todas bonitas. Uma era casada. As três se envolveram com médicos ou acadêmicos de medicina que atuavam no hospital. Uma delas, por sinal a mais bonita, "transou" com um desses médicos, que era conhecido entre os colegas pelo hábito de divulgar suas conquistas amorosas: "Comi essa, comi aquela...".

Quando foram para a cama, ele colocou um gravador ligado embaixo do leito e, depois, exibiu a gravação a várias pessoas que atuavam no hospital. Dizia-se que, para ele, o melhor momento de uma relação sexual não era a "transa" em si. Não era a conquista, o "pré", o orgasmo, o relaxamento e o aconchego do depois. O que ele mais curtia era o momento de contar aos amigos que havia "comido" alguém.

Consta que, no caso relatado, a moça, durante a transa, descobriu o tal gravador e brigou com ele que, na maior "cara de pau", disse a ela: "Isso era só para depois a gente ouvir a gente se amando...".

Finalmente, o doente faleceu e a festinha acabou, para eles e para elas.

Grajaú

A família de minha mãe tinha uma propriedade no Grajaú que era como um sítio. Havia uma casa onde moravam meus avós. Quando eles faleceram, uma tia e seu marido lá ficaram, morando e administrando a propriedade. Não tinham filhos e recebiam os sobrinhos muito bem. Eu, que morava perto, no mesmo bairro, era o mais assíduo. Atrás da casa havia uma pedra e, junto a ela, um cedro que dava uma bela sombra e onde, nos dias de calor, eu gostava de me instalar numa espreguiçadeira e por lá ficar me refrescando e "coçando o saco".

Havia muitas árvores frutíferas: bananeiras, goiabeiras, pitangueiras, cajá-manga, abacate. Lembro-me especialmente da época em que as goiabas surgiam. Enchíamos sacas de feira com as frutas que eram comidas cruas ou viravam doces. Um regato corria pela propriedade e, num determinado trecho, se alargava e formava uma piscina natural onde eu e meus primos nos banhávamos. Próxima à casa e à beira do regato, havia uma pitangueira cujo tronco se curvava e, em seguida, se abria em dois galhos. Na minha fantasia de menino, aquela árvore era a minha motocicleta.

Uma outra casa era alugada a um casal de cor parda, que teve doze filhos, com diferentes tonalidades de pele, do quase branco ao quase preto. Os três mais velhos estavam entre os meus primeiros amigos. Brincávamos por ali, jogando bola, subindo em árvores, colhendo frutas.

Todos os anos, minha família fazia uma festa de São João. Tios, primos, amigos. Eu adorava. Havia, na entrada do terreno, uma área de terra bem ampla, um terreiro, onde se armava uma grande fogueira. Em seguida, levávamos as brasas para um espaço em frente à casa da nossa família e lá se fazia o churrasco. Balões, fogos, música, uma farra! Um tio e um primo tocavam violão. Um amigo, pandeiro. Outros familiares e amigos cantavam. Havia sempre um casamento caipira, com os participantes, noivos, padre, padrinhos, caracterizados, com roupas típicas. No dia seguinte, à noite, voltávamos para assar batatas doces nas brasas da fogueira. Essa festa era tão boa, que os amigos que eram convidados, ao longo do ano, ficavam lembrando os meus familiares para que não se esquecessem de chamá-los.

A rua que passava em frente à entrada da propriedade tinha o seu calçamento formado por placas de pedras rústicas, com formatos irregulares. Segundo constava, fora construída por escravos.

Essa rua margeava o nosso terreno e terminava numa área onde havia uma represa e, por essa razão, o local era conhecido como "Caixa d'água". Logo após, havia a floresta e, no seu começo, umas ruínas antigas que se dizia serem de uma senzala. Essa floresta era fechada, densa, com muitas árvores, e tinha uma extensão muito grande. Meu pai, quando jovem, lá gostava de caçar e o fazia na companhia de alguns amigos.

Conforme já escrevi, morava relativamente perto dessa área e, por diversas vezes, ainda na infância e depois, já na adolescência, entrei nessa floresta com meus amigos que eram também meus vizinhos. Geralmente seguíamos o percurso de um rio que por lá havia, subindo em pedras e enfrentando algumas dificuldades. Sem falar nas cobras, por vezes venenosas que, vez por outra, surgiam em nosso caminho e que sistematicamente matávamos a pedradas: jararaca, coral. Felizmente, nunca sofremos acidentes. Certa vez, um desses meus amigos, o mais gordinho do grupo, pôs-se a pular em cima de uma pedra que havia no rio, meio solta. De baixo dela saiu, serpenteando, uma cobra coral que acabamos por matar. Foi um susto.

Havia ali por perto o Pico do Papagaio. Mas isso já é uma outra história.

Saudades do São João

Hoje, dia de São João é uma data de muitas saudades e reminiscências para mim. Já escrevi sobre as festas juninas na família de minha mãe, em sua propriedade no Grajaú.

Era uma tradição que começou com meu avô. Ele se chamava João, nascera no dia do santo e gostava de festejá-lo no seu dia.

Lembro de minha mãe e minhas tias fazendo e colando bandeirinhas coloridas para enfeitar a festa. Apesar do trabalho que dava, era visível a alegria com que elas se entregavam a essa tarefa.

Tenho em casa uma foto em que minha irmã e eu, ainda crianças, junto aos meus pais, vestíamos roupas caipiras, com remendos, chapéus de palha etc.

Certa vez, ao final da festa, a comida escasseou. Uma de minhas tias foi ao galinheiro, pegou uma galinha, sacrificou-a, depenou-a e a preparou para complementar o cardápio.

Depois de algum tempo, talvez até os meus trinta e poucos anos, tudo isso acabou. As gerações seguintes não deram continuidade àquelas tradições.

Certa vez, um de meus primos, já adulto, morando em Ipanema, numa noite de São João, teve uma crise de saudade.

Pegou o automóvel, foi ao Grajaú e, durante alguns minutos, ficou, da rua, olhando para a casa e o terreno onde aquelas coisas tinham acontecido.

Quem vivenciou aquilo tudo consegue entender.

O balão

Hoje é véspera de São João. Nesse dia, me bate sempre uma certa melancolia. É que me lembro das festas de São João da família de minha mãe, na propriedade que tínhamos no Grajaú. Já escrevi algumas vezes sobre esse tema e não vou incomodar meus leitores (pretensão...), descrevendo mais uma vez esse evento.

Quero apenas recordar um componente dessa festa: o balão.

Sabemos que soltar balões é uma prática condenável: incêndios, risco de acidentes em aeroportos etc., mas, naqueles tempos, era comum e alguns desses balões eram muito bonitos e bem feitos. Sem falar na beleza que era ver o céu cheio deles. E quando um desses balões caía, era uma correria, com várias pessoas tentando pegá-lo para o reaproveitar. Era proibido "tascar" o balão e, se alguém o fizesse, corria o risco de levar uma surra. Isso porque havia quem, ao se dar conta de que não ia pegá-lo, atirava-lhe uma pedra, rasgando o papel ou danificando a sua estrutura.

Convém recordar que o santo que celebramos hoje é, segundo a doutrina cristã, aquele que teria batizado Jesus Cristo, daí ser conhecido como São João Batista. Certa vez, numa dessas festas juninas da minha família, um convidado levou um balão para ser solto durante a festa. E era uma verdadeira obra de arte, pois, com figuras recortadas de papel, nele estava representado o batismo de Jesus. Foi sem dúvida o mais bonito que tive a oportunidade de ver. Lembro-me perfeitamente do momento em que ele "decolava", iluminado pela chama que havia dentro dele.

Saudades...

Grajaú – Pico do Papagaio

Ao que parece, o nome oficial é Pico do Perdido, mas, no Grajaú, todo mundo o conhece como Pico do Papagaio. Tem 445 metros de altura, é visível de praticamente todo o bairro e é um símbolo do local.

Segundo me lembro, há duas formas de acessá-lo: pela floresta, à esquerda de quem o visualiza, e por outro caminho, à direita.

Já lá estive quatro vezes, todas na adolescência, três pela floresta e uma pelo caminho da direita. Este último é escorregadio, por haver por lá muito capim seco. Por esta razão era conhecido como "escorrega manteiga".

Indo por qualquer desses caminhos, quase chegando ao cume, é necessário escalar um trecho de pedra que, segundo me lembro, não oferece maior risco, desde que seja ultrapassado com a devida atenção. Conheci várias pessoas que lá chegaram e nunca ouvi falar de qualquer acidente.

A vista lá de cima é variada e interessante. De um lado, vê-se o bairro do Grajaú e adjacências. Do outro, a floresta. Esta forma uma paisagem muito bonita e com diferentes tons de verde. O lugar de onde se descortinava era chamado de "varanda".

Assim era cerca de 65 anos atrás. De lá para cá, não sei o que mudou.

Em tempo, uma travessura: Certa vez, quando eu e alguns poucos amigos voltávamos pelo "escorrega manteiga", vimos um tronco de árvore tombado e já meio seco. Resolvemos sentar e descer, nele montados. Só que perdemos o controle e o tal tronco, deslizando pelo capim seco, nos levou por um caminho errático, até parar num determinado local. Por sorte não sofremos nenhum acidente, o que poderia ter acontecido, visto que, em nosso acelerado e involuntário trajeto de descida, passamos perto de algumas pedras.

Mitomania

Solteiro, idoso, aposentado. Trabalhara durante muitos anos como funcionário de um colégio. Magro, altura mediana, fumava "Liberty Ovais". Morava numa casa de vila no Grajaú com uma irmã também solteira. Uma outra irmã, casada com um homem abastado, morava numa outra casa na mesma vila, mas uma casa maior e melhor.

Ele, todas as noites, sentava-se num muro baixinho que havia à frente da vila e lá ficava, sozinho, fumando o seu cigarro. Nessas ocasiões, calçava chinelos e vestia sempre uma calça social e paletó de pijama. Permanecia por lá cumprimentando as pessoas que passavam ou até mesmo batendo um papinho com algumas que lhe davam atenção.

Era um grande mentiroso. Contava mentiras fabulosas, grandiosas. Lembro-me pelo menos de uma, sobre um balão enorme, daqueles que se fazia antigamente, por ocasião das festas juninas, cheio de copinhos com velas. Mas o balão dessa história, pelo tamanho que ele relatava e pela complexidade da sua confecção, já era, em si, uma mentira. E o tal balão caiu à noite num cemitério.

Um amigo do narrador, que corria atrás do balão, pulou o muro e quase conseguiu pegá-lo para reaproveitá-lo. Mas aconteceu que, de uma das sepulturas, saiu uma linda mulher, vestida de branco, foi na sua direção e tentou abraçá-lo e beijá-lo. O sujeito, assustado, desistiu, deixou para lá o balão e pulou o muro de volta, fugindo daquela situação.

Muitas outras histórias deste porte me contou esse vizinho, todas elas grandiosas e bem elaboradas mas, infelizmente, me fugiram da memória. Se voltar a me lembrar de uma delas, volto a contar.

Confesso que eu gostava muito de bater papo com o personagem desta narrativa. Morava perto dele e várias vezes fui ao seu encontro para ouvir suas histórias.

Grajaú – O Judas

Essa história é verdadeira. Os nomes nela citados são fictícios.
Grajaú, mais de 60 anos atrás.

Naquela época, o Grajaú parecia uma cidade do interior e, como em toda cidade do interior, aos Sábados de Aleluia, apareciam por lá uns bonecos de Judas.

Em uma das ruas do bairro, a rapaziada também resolveu fazer um e escolheu para Judas o dono de um armazém próximo, o Seu Antonio, um português boa praça e que talvez tenha sido escolhido por ser uma figura muito conhecida no local.

Isso decidido, fizeram o boneco e o colocaram, durante a noite, junto à porta do armazém, com testamento e tudo.

No sábado, ao abrir a porta do estabelecimento, o Seu Antonio se deparou com aquela figura e, quando viu o seu nome escrito, "Eu, Antonio, deixo em testamento...", não gostou da brincadeira.

Sua irmã, Dona Maria das Dores e o Seu Souza, marido dela, que trabalhavam no armazém e moravam nos fundos do imóvel, com o Antonio, também não acharam nenhuma graça.

Puseram-se a dar tratos à bola, tentando imaginar quem teriam sido os autores da façanha. Não sei até hoje por que suspeitaram de duas pessoas que, segundo me lembro, nada tinham a ver com a travessura. O primeiro, o Hermínio, nosso colega, adolescente como nós. O outro, mais velho, já casado e pai, o Alcir, que morava numa vila em frente ao armazém. Numa atitude revanchista, os portugueses afixaram à porta do seu estabelecimento uma tabuleta onde se lia:

> "O Alcir é um veado
> O Hermínio também é
> O Alcir toma deitado
> E o Hermínio toma em pé."

Os dois citados foram lá exigir uma retratação e não me lembro, com detalhes, de como a coisa evoluiu. Só sei que quase saiu briga, mas, ao final, tudo ficou bem.

Afinal, eram tempos de mais paz e que deixaram saudades.

O fígaro do Grajaú

Sei que escrevo muito sobre o Grajaú e, talvez, já esteja me tornando chato de tanto falar nesse lugar. Mas acontece que são muitos os vínculos afetivos que tenho com esse bairro e com as pessoas que lá viviam e com as quais me relacionei.

Nasci no bairro do Andaraí, ao lado do Grajaú, numa casa de saúde que deu lugar ao Hospital do Andaraí, onde atuei durante cerca de 30 anos, primeiro como acadêmico e depois como médico do CTI.

Morei no Grajaú durante mais de 30 anos. Conforme se dizia antigamente: "Saí de lá para me casar".

Morava na rua Borda do Mato, numa casa de vila. Essa rua é muito longa. Em seu começo há duas pistas separadas por uma alameda de tamarineiras. Em seguida, pista única, em discretíssimo aclive, até seu final.

Num determinado trecho, havia uma área de comércio, com pequenas lojas, próximas umas das outras. A barbearia do Artur, a farmácia do Seu Pontes, o botequim do Herculano, a padaria, a quitanda, o açougue, a papelaria.

Essa barbearia e seu proprietário merecem um comentário à parte. Várias pessoas desciam da condução, ônibus ou bonde, no começo da Borda do Mato, na rua Barão do Bom Retiro. Em seguida, seguiam a pé, por trechos mais ou menos longos, pela Borda do Mato, até suas residências. Frequentemente paravam à porta da barbearia para descansar da caminhada, bater um papo, saber das notícias e das "fofocas" do bairro. Acho que aquele barbeiro era a pessoa mais informada do local. Outros aproveitavam para cortar o cabelo ou fazer a barba. O Artur era branco, magro, usava óculos. Muito educado, embora por vezes gostasse de uma discussão. Flamenguista doente. Tinha dois auxiliares, o Zezinho, pardo e vascaíno, e o Seu Antonio, mais velho e mais discreto. O Artur e o Zezinho discutiam muito sobre futebol.

Houve uma época em que existia por lá uma escola de samba, "Unidos do Grajaú". Não era do primeiro grupo. O Artur era o seu presidente, o que evidencia sua popularidade no bairro.

Casado, sem filhos, hábitos moderados, acho que não era dado a grandes despesas. Muito tempo depois, soube que ele fez construir um pequeno prédio de apartamentos no Grajaú, ou em Vila Isabel.

Ao longo de muitos anos cortei o cabelo com os três, mas o Artur foi o primeiro, quando eu andava por volta dos cinco anos.

Quando passei no vestibular, por ocasião do "trote", os veteranos da faculdade fizeram várias alegorias no meu cabelo. Precisei raspá-lo e, acompanhado por meu pai, fui ao Artur, quase na hora de fechar a barbearia. Deu para perceber que ele estava emocionado ao efetuar aquele procedimento.

Assim era o Grajaú daqueles tempos, em que não somente a família e os amigos próximos, mas também as pessoas que lhe prestavam serviços, se envolviam afetiva e emocionalmente com você.

O espelho

Eu e o meu colega Yugho Kawata somos amigos desde a adolescência, no Grajaú. Entramos juntos para a Faculdade Nacional de Medicina e juntos estudamos do primeiro ao quinto ano: provas, concursos. No sexto ano, especialidades diferentes, procuramos outros parceiros.

Como éramos vizinhos, estudávamos, ora na minha casa, ora na casa dele. Lá, onde ele morava, ficávamos na sala, sentados em cadeiras confortáveis, discretamente reclinadas para trás, de costas para uma janela grande que dava para a rua.

Por volta das 17 horas, começávamos a ouvir, vindos da calçada, os passos das mulheres que voltavam do trabalho: toc, toc, toc... Jovens, cheios de volúpia, interrompíamos o estudo e nos virávamos na direção da janela para observar as tais passantes. Acontece que nem sempre valia a pena. Por vezes não era jovem nem bonita e essa manobra que fazíamos interrompia o estudo, demandava algum tempo e nos afastava dos livros, cadernos e apostilas. Optamos por fazer uma espécie de seleção. O Yugho pegou um espelho grande. Quando ouvíamos os tais passos, levantávamos o espelho e visualizávamos a pessoa. Se valesse a pena, nos virávamos para a janela de modo a analisar melhor o "material", dirigir-lhe algum gracejo, tentar, enfim, alguma coisa. Elas, por sua vez, quando viam os nossos rostos refletidos no espelho, quase sempre, achavam graça e riam.

Muitas saudades dessa época em que, plenos de sensualidade, "aprontávamos" coisas assim.

A medalha

Quando eu era adolescente e morava no Grajaú, tínhamos por lá um time de futebol, o Progresso Futebol Clube. Jogávamos geralmente contra equipes do subúrbio, onde ainda existiam campos para esse esporte: Vigário Geral, Engenho de Dentro etc. Era o chamado futebol de várzea. A equipe vencedora recebia uma taça que, quando ganhávamos, exibíamos orgulhosamente no trajeto de volta para casa, no bonde que nos conduzia de volta ao nosso reduto.

Certa vez, fomos jogar contra um time de Padre Miguel e, antes do jogo, o presidente do tal clube, que trabalhava na manutenção de elevadores, anunciou: "O nosso clube não tem hino. Estamos iniciando um concurso para escolher um. Como eu sei que entre vocês há vários estudantes, pessoas com boas cabeças, quero convidá-los a participar dessa empreitada".

Mãos à obra, pensei eu. E pus-me a compor o tal hino e, acreditem, ganhei o tal concurso.

Foi marcada uma outra partida para que, antes dela, houvesse a entrega do prêmio. Uma solenidade. Foi lida a letra do hino e, com as equipes perfiladas, o presidente me entregou uma medalha. Simples, pequena, com a imagem de um jogador chutando uma bola de futebol.

Disse, então, o presidente:

"Eu peço desculpas. Quem deveria lhe entregar essa medalha seria a Rainha do Clube, mas acontece que hoje é dia de feira aqui em Padre Miguel e a nossa rainha está por lá, fazendo suas compras. Mas hoje haverá, em minha residência, um angu à baiana e o senhor está convidado a comparecer para almoçar comigo e com a minha família."

Confesso que fiquei tentado, primeiro porque gosto desse angu e, sobretudo, pelo carinho, pela gentileza daquelas pessoas simples e afetuosas com as quais sempre gostei e ainda gosto de conviver. Acontece que, naquele dia, eu estava "arriado" com a gripe asiática, ansioso por voltar para minha casa e para o adequado repouso.

Vez por outra vejo aquela medalhinha, guardada em uma caixa, aqui em casa.

Quando, por vezes, recebo um convite para alguma solenidade acadêmica e leio a normativa: "Traje: smoking com medalhas", penso em colocar no peito, por gozação, aquela medalhinha conseguida em Padre Miguel. Pura fantasia. Não tenho coragem para fazer isso.

Carnaval: o bloco

Quando eu era adolescente, o pai de um dos meus amigos do Grajaú, durante o carnaval, colocava em funcionamento uma lojinha de artigos carnavalescos no Largo da Carioca. Eu e alguns outros companheiros daquele grupo íamos para lá, ajudar como voluntários, sem qualquer remuneração. Mas a nossa maior motivação era a presença de algumas moças, primas e conhecidas desse colega, que por lá apareciam. À noite, íamos para bailes de carnaval em lugares simples, baratos. Afinal, éramos todos estudantes secundários, totalmente dependentes financeiramente de nossos pais.

Certa vez, estávamos na loja, quando nos encarregaram de levar alguns artigos para um outro lugar, ali mesmo no centro da cidade. Para lá nos dirigíamos quando, perto de nós, passou um bloco de carnaval. Animado, gente simples, sem qualquer sofisticação, muito ritmo e muita alegria. Um som contagiante vinha da bateria.

Não resistimos, entramos no bloco que, além do mais, seguia na direção para onde íamos.

Que alegria! Que sensação de felicidade! Afinal, estávamos no meio de pessoas que não conhecíamos e que interagiam conosco com muita simpatia, como se fôssemos todos amigos.

Foi um dos mais marcantes e inesquecíveis momentos de euforia que já vivenciei, tanto que, passados tantos anos, essa lembrança ainda está presente na minha memória.

A música, de Carvalhinho e Paulo Gracindo, que se cantava no bloco, era:

> "Derrubaram a Galeria, meu irmão.
> Aonde é que eu vou sambar?
> Embaixo do relógio eu esperava,
> O meu amor que demorava e não chegava
> Enquanto isso um bate-papo animado
> E a espuma de um chope bem gelado..."

Tamarineiras

Meu cliente. Morava na zona sul, no Rio.

Viúvo, idoso, mas ainda tinha uma namorada. Por sinal, bonita, quarenta e poucos anos, corpaço.

Pelo menos um filho fora do casamento. Com sua esposa, um filho e oito filhas. Todas elas com o nome de Maria. Maria disso, Maria daquilo...

Segundo ele, para que ficassem todas sob a proteção de Nossa Senhora.

Certa vez, conversando com ele e com uma das filhas, pusemo-nos a falar sobre o Grajaú, lugar onde eu já havia morado e eles também. Lembrei que, em alguns segmentos daquele bairro, havia tamarineiras em toda a extensão da rua. Disse, então, a filha: "Ih, doutor. Aquelas árvores eram tão boas para se namorar...".

Mundo pequeno

Em 1984, minha mulher e eu viajamos numa embarcação pelo Reno, de Colônia a Wiesbaden. Viagem muito bonita, sobretudo devido aos castelos que existem nas margens do rio. Ademais, locais interessantes, a respeito dos quais há lendas que até mesmo inspiraram óperas a compositores como Richard Wagner, por exemplo.

Passamos boa parte da viagem no restaurante, mas, vez por outra, subíamos ao convés, de onde se descortinava uma paisagem mais ampla.

Algumas pessoas não faziam o trajeto completo, entravam no barco em um cais e desciam três ou quatro estações adiante. Lá pelas tantas, um grupo de quatro casais de adultos jovens, alemães, chegou numa certa algazarra. Sentaram-se, puseram-se a beber vinho branco e, em seguida, começaram a cantar. Entre outras músicas, cantaram "Lili Marlene", célebre canção dos tempos da 2ª Guerra Mundial e título de um famoso filme de Reiner Fassbinder, estrelado por Hanna Schygulla. O filme havia sido lançado três anos antes e a música estava novamente em evidência.

Num dado momento, subi ao convés, onde já estavam outros passageiros, muitos deles turistas, de diferentes nacionalidades. Foi quando vislumbrei meu colega de faculdade Fidel Villalba, venezuelano. Não nos víamos há quase 17 anos.

Certamente já havíamos mudado um pouco. Ele veio em minha direção, mas acho que não tinha certeza de que eu era eu, tanto que, embora tenha chegado falando português, se dirigiu a mim com certa cerimônia. "O senhor estudou medicina no Rio de Janeiro?". De sacanagem, respondi em alemão: "Nein!". Ele ficou um pouco sem graça, mas, em seguida, continuei: "Sou eu mesmo, Fidel, o Paulão, seu colega de turma. Parece mentira. Quase 17 anos depois, nos encontrarmos numa embarcação na Alemanha". Abraçamo-nos e ele me apresentou à sua esposa, também médica. Os dois faziam ginecologia e obstetrícia em Caracas.

Nunca mais o vi, porque não conheço a Venezuela e ele jamais veio às nossas reuniões de turma.

Música – grata surpresa

Acho que não existe quem não goste de música e, geralmente, nós vamos ao encontro dela, em teatros, auditórios e até mesmo na via pública. Mas há ocasiões em que é ela que chega até nós, sem aviso prévio. Surpreende-nos e, por vezes, nos encanta e nos emociona.

Em 1984, Vera e eu, num carro de aluguel, fizemos uma longa viagem pela Europa. Alemanha, Áustria, Suíça, Bélgica, Holanda e Luxemburgo.

Rodamos alguns milhares de quilômetros por aquelas estradas. E por ser uma viagem longa, depois de um certo tempo, após muito viajar, comecei a sentir saudades. De casa, da família, das amizades, da comida, do cotidiano, enfim. Uma espécie de "banzo", sei lá... E estava com esse estado de espírito quando chegamos a Trier, a cidade mais antiga da Alemanha, fundada pelos romanos. Muitas ruínas daquela época, a mais conhecida uma espécie de arco do triunfo construída com pedras de cor preta e conhecida como "Porta Nigra".

Pois, quando lá estávamos, num domingo, inauguraram uma linha de ônibus, com viaturas novas, e fizeram um desfile pela cidade. À frente, um ônibus novo e, atrás dele, um outro, antigo. Entre os dois, um carro do Corpo de Bombeiros, conduzindo uma bandinha de jazz. Dentro dos ônibus, os "notáveis" do lugar: prefeito, juiz etc.

Quando esse cortejo chegou a uma das praças da cidade lá estava, à sua espera, uma pequena orquestra que começou a tocar Aquarela do Brasil, com aquele célebre arranjo do Ray Conniff. Não me perguntem por que escolheram essa música, pois eu não saberia responder. O fato é que Vera e eu ficamos muito alegres e emocionados e nos pusemos a cantar e a dançar, extravasando a nossa saudade e o nosso apego pelo que é nosso.

Música – flamenco

Conforme tenho escrito, muitas vezes, é a música que chega até nós e não nós que vamos a ela. E, frequentemente, ela chega acompanhada da dança.

Estávamos na Andaluzia, Espanha. A cidade, se não me engano, Torremolinos. Num domingo, pela manhã, saímos Vera e eu a passear e, ao chegarmos numa praça, vimos dois grupos de dança se apresentando, acompanhados por seus músicos e vestindo trajes típicos. Um deles se exibiu com uma dança popular, do lugar da Espanha de onde vinham, e que eu não recordo qual seja. O outro dançou flamenco. Foi muito bom.

Em seguida, circulamos mais um pouco para conhecer a cidade e, depois, fomos a um restaurante almoçar.

Havia uma parte ao ar livre, onde nos acomodamos, e outra coberta.

Lá pelas tantas, já vestidos com roupas comuns, do cotidiano, chegou ao local o grupo que tínhamos visto dançando flamenco e se dirigiu para a área coberta do restaurante.

Depois de algum tempo ouvimos, vindo de lá, de onde eles estavam, o som de cantoria e palmas. Após terem comido e bebido, puseram-se a cantar e a dançar. Mas desta vez não estavam cantando e dançando numa exibição, e sim pelo prazer de cantar e dançar. E não apenas os jovens, dançarinos e dançarinas, estavam nessa farra, mas também os músicos dançavam e, até mesmo, algumas pessoas mais idosas que estavam acompanhando o grupo. Infelizmente, eu não tinha à mão uma filmadora para registrar aquele momento que eu achei tão especial, tão bonito, tão alegre e que nunca esqueci.

Gosto muito de flamenco e já vi alguns dos melhores solistas e grupos dessa dança se apresentando no Teatro Municipal, no Rio. Entre outros, Cristina Hoyos e Antonio Gades. Também vi apresentações muito boas, umas poucas vezes, na Espanha. Mas, dessa vez, embora fossem amadores, valeu pela espontaneidade e pelo ineditismo.

Em tempo: não é adequado falar ou escrever sobre o flamenco sem ao menos citar o cineasta Carlos Saura e sua trilogia: "Bodas de sangre", "Carmen" e "El amor brujo".

A grande onda

Em 1979, lendo um livro sobre história da arte, fiquei conhecendo a obra "A grande onda de Kanagawa", do artista japonês Hokusai, que a executou em 1830 ou 1831. É a primeira de uma série de 36 vistas do Monte Fuji, o "Fuji Yama". Trata-se da imagem de uma grande onda que ameaça barcos de pescadores. A espuma na crista da onda assume a forma de garras. Ao fundo, o Monte Fuji.

Como é uma xilogravura, existem várias cópias, distribuídas por alguns dos mais famosos museus do mundo.

Em 1987, tentei vê-la no *Metropolitan*, em New York, mas aquele exemplar estava cedido a uma exposição, fora do museu.

Em 1999, acabei por conhecê-la no *Victoria and Albert Museum*, em Londres.

Em 2007, uma gratíssima surpresa: visitando o Museu Nacional de Belas Artes, em Budapeste, havia por lá uma exposição temporária sobre o Fuji Yama, que incluía as tais 36 vistas do Hokusai, outras tantas obras de um outro artista contemporâneo de Hokusai e, ademais, obras de um fotógrafo. Todos japoneses.

Senti aquela surpresa como um presente de Deus, ou da vida. Nunca imaginei que um dia, sobretudo fora do Japão, viria a conhecer a série completa das imagens de Hokusai sobre o Fuji Yama.

Tenho em casa um volumoso livro sobre Hokusai, sua vida e sua obra, que vez por outra revejo.

Se você não conhece a "grande onda", tente visualizá-la, conhecê-la, na internet. Vale a pena.

É considerada uma das obras de arte mais reproduzidas no mundo. Talvez a mais.

Alberobello

Se não estou enganado, foi em 2009. Vera e eu estávamos em Alberobello, interessantíssima cidade na região da Puglia, província de Bari, Itália.

Acabávamos de conhecer o lugar, estávamos com um carro alugado e queríamos visitar outros sítios, mas estávamos com algumas dúvidas sobre quais deles escolher, tantas eram as opções. Como o carro estava estacionado próximo à estação ferroviária, acabamos nos informando com o chefe da estação, que, muito solícito, prontificou-se a nos fornecer as informações de que necessitávamos.

Na ocasião, eu estava falando italiano "direitinho", mas quando eu lhe formulava as perguntas em italiano, ele me respondia em espanhol. Depois de alguns minutos de diálogo, perguntei por que ele não estava falando comigo em italiano. Respondeu: "Estou estudando espanhol, num curso de idiomas. Como eu sei que vocês, brasileiros, entendem bem essa língua, estou aproveitando para treinar o meu espanhol com vocês".

Nesse mesmo dia e local, quando nos dirigíamos à tal estação ferroviária, conhecemos um casal que nos pareceu muito interessante. Ela, brasileira, parda, nem bonita nem feia, aparentando trinta e poucos anos. Simpática, mas discreta. Ele, italiano, branco, mais de quarenta. Extrovertido, falante, alegre, comunicativo. Vestia uma camisa da seleção brasileira de futebol. Tênis verde e amarelo. Suas roupas tinham as cores da bandeira do Brasil. Expressava seu amor pela mulher através dos símbolos da terra onde ela nascera. Coisas da paixão...

Modigliani

O pintor e escultor italiano Amedeo Modigliani teve uma vida, em muitos momentos, difícil e sofrida. Consta que, certa vez, precisou vender seu sobretudo para comprar mantimentos. Sofria de tuberculose pulmonar numa época em que, para essa doença, não havia um tratamento específico. Acabou falecendo aos 35 anos, com meningite tuberculosa. Viveu muitos anos em Paris, antes, durante e após a Primeira Guerra Mundial.

Quando morreu, vivia um relacionamento amoroso com Jeanne Hébuterne, 13 anos mais nova do que ele, e chegaram a ter uma filha. A família de Jeanne não via com bons olhos esse relacionamento, por causa do estilo de vida boêmio de Modigliani e pelo fato de ser ele judeu.

Por ocasião da morte de Modigliani, Jeanne estava grávida, gestação já avançada, nove meses. Não conseguiu lidar com a morte do companheiro e cometeu suicídio, um ou dois dias após, pulando de uma janela no quinto andar da casa de seus pais. Os dois estão sepultados no mesmo túmulo, no *Père Lachaise*, famoso cemitério de Paris.

Modigliani pintava retratos e apresentava seus modelos com uma forma longilínea, notadamente os pescoços, geralmente longos, compridos.

Famosos também são os nus pintados por ele. Alguns anos atrás, numa conhecida casa de leilões, um desses nus foi vendido por um valor altíssimo, dos maiores no mercado de obras de arte. Um paradoxo se recordarmos as dificuldades financeiras que Modigliani enfrentou.

Anos atrás, visitando um museu em Berna, Suíça, vi uma escultura muito bonita e perguntei à funcionária que vigiava aquela sala se poderia fotografar a escultura. Respondeu que sim e fiz a minha foto, com *flash*. Em seguida, entrei em outra sala, onde vi um retrato de mulher pintado por Modigliani. Muito bonito, com aquele pescoço comprido, típico das obras do pintor. Não resisti e fiz uma foto. Mas, dessa vez, foi mal... Imediatamente vieram vários funcionários e funcionárias de diferentes salas e me deram uma tremenda bronca. Entre outras coisas, disseram que me deixaram entrar no museu com a câmara porque confiaram em mim e eu abusara daquela confiança. Expliquei que me haviam permitido fotografar uma escultura sem problemas e eles e elas me disseram que as esculturas eu poderia fotografar, mas as pinturas não, porque a luz do *flash* poderia danificar o trabalho do artista. Acabaram por aceitar a minha justificativa e pude continuar o meu *tour* pelo museu. Mas que foi chato, foi. Constrangedor...

Em tempo: certa vez, em Paris, visitei o *Père Lachaise* e conheci o túmulo de Modigliani e Jeanne.

Consumismo

Sempre gostei muito de viajar e quando ainda não tinha problemas de saúde e, sobretudo, de mobilidade, viajei o quanto pude. Nessas viagens, meus objetivos eram sempre arte, história, natureza e gastronomia. Não sou turista de shopping. Poucas vezes fiz compras no decorrer de viagens.

Certa vez, estava em Londres. Choveu, a temperatura caiu abaixo do esperado e eu não estava preparado para enfrentar aquele frio. Precisei entrar numa loja e comprar um casaco que me foi muito útil na ocasião e que, depois, voltei a vestir em Curitiba e Buenos Aires. No Rio, não há condições de utilizá-lo.

Em Paris, visitei as famosas Galerias Lafayette, mas elas fazem parte do circuito turístico da cidade. Aquela belíssima e colorida cúpula de vidro... Aproveitei para comprar umas camisas.

Uma vez, estava em Salzburg, na Áustria. Entrei num café e, na mesa ao lado, havia um senhor, brasileiro. Regulava em idade comigo, por volta dos 43 anos. Estava muito contrariado e aproveitou para desabafar, mesmo sem me conhecer. Disse-me ser uma pessoa com muitos interesses culturais e que esperava, naquela viagem, conhecer diversos lugares ligados a esses objetivos. Acontece que sua esposa era uma consumista compulsiva. Saía de uma loja e entrava em outra, seguidamente, sem lhe dar tempo de conhecer qualquer lugar que fosse do seu agrado. Frustração. Ele se sentia na obrigação de ficar sempre ao alcance dela, que não falava qualquer idioma além do português e ele temia pela sua segurança, se ele não estivesse por perto.

Lembrei-me de um conhecido meu, psiquiatra, já idoso, e que me disse, certa vez, muitos anos atrás: "Paulo, a vida a dois não é fácil. Para começar, às vezes você quer ir ao banheiro e ele está ocupado".

Quantas pesetas?

Em 1984, Vera e eu estivemos em Amsterdã, Holanda. Existe lá uma área de prostituição que é uma das atrações turísticas da cidade. É conhecida como Bairro Vermelho, ou Distrito da Luz Vermelha. Naquele lugar, as prostitutas se exibem em trajes sumários e ficam atrás de vitrines, em ambientes iluminados por uma luz vermelha.

Quando lá estivemos, presenciamos um episódio que, a meu ver, merece uma narrativa.

Eram dois turistas espanhóis. Um deles, em frente a uma das vitrines, perguntava a uma loura muito bonita e quase nua quanto ela cobrava por uma "transa". Na outra calçada, do outro lado da rua, um amigo dele, com uma calculadora de mão, transformava aquele valor, na moeda local, para o equivalente em dinheiro espanhol. E o primeiro, ansioso, perguntava em voz alta: quantas pesetas? Quantas pesetas?

Ao final, acharam muito caro e foram embora desolados, à procura, quem sabe, de uma alternativa mais em conta.

A bala de ouro

Muitos anos atrás visitei a igreja da Graça, em Salvador. Estive lá para conhecer a igreja e também para ver a urna onde estão os restos mortais da índia Catarina Paraguaçu, esposa de Caramuru, ambos conhecidos personagens da nossa história. Tenho esse costume de tentar conhecer o que está ao meu alcance no que diz respeito à história e, quando viajo, vou sempre à procura de tudo o que tem relação com fatos, episódios e personagens históricos.

Quando lá estava, vi uma outra urna funerária, de uma jovem chamada Julia Fetal, e nela estava escrita uma poesia que começava assim:

> "Estavas bela Julia, descansada
> Na flor da juventude e formosura
> Desfrutando as carícias da ternura
> Da mãe que por ti era idolatrada...".

Lembrei-me de imediato dos versos de Camões para Inês de Castro, no Canto III, estrofe 120 dos Lusíadas:

> "Estavas linda Inês, posta em sossego,
> De teus anos colhendo doce fruto
> Naquele engano da alma, ledo e cego
> Que a Fortuna não deixa durar muito".

Não que seja um plágio, mas, quem sabe, teria sido um modelo, uma inspiração. E se refere a um assassinato que ocorreu em Salvador, Bahia, em 1847.

Julia Fetal, uma jovem de 20 anos, filha de um abastado comerciante português, foi assassinada, com um tiro no peito, por seu noivo, João Estanislau da Silva Lisboa, 28 anos, no sobrado em que ela morava, na Avenida Sete.

João era bacharel e professor. Foi condenado a 14 anos de prisão, que cumpriu no Forte do Barbalho. Em sua cela havia livros, assentos improvisados, quadro negro e mapa pendurado à parede. Uma verdadeira sala de aula onde ele pôde continuar a exercer sua atividade didática. Tinha autorização para lá receber seus alunos. O imperador D. Pedro II chegou a visitá-lo em sua cela. D. Pedro se dizia um admirador dos professores e afirmava que, se não fosse imperador, seria mestre-escola.

O imaginário popular criou uma lenda: João teria derretido sua aliança de noivado e, com aquele material, teria feito uma bala de ouro, com a qual matou Julia. Nada a ver com a realidade. Pedro Calmon escreveu um livro sobre esse episódio: *A bala de ouro. História de um crime romântico*. Adquiri um exemplar e li com interesse.

Pedro Calmon, além de notável historiador, foi reitor da UFRJ quando eu lá estudava medicina.

Uma curiosidade a mais: o poeta Castro Alves, posteriormente, veio a residir no prédio onde ocorreu esse assassinato.

Em tempo: João nunca informou qual a razão do seu crime. À época, falou-se em ciúmes...

São Paulo (1)

Há, historicamente, uma rivalidade entre cariocas e paulistas. Eu, particularmente, nunca "entrei nessa" e, pelo contrário, sempre gostei muito de estar em São Paulo, na capital, na maioria das vezes motivado pelo interesse em artes plásticas e gastronomia. Assim é que, durante muito tempo, ia lá, a cada dois anos, para as Bienais Internacionais. Numa delas, fui entrevistado pela TV Globo. Gostei de todas, particularmente de uma com várias obras do espanhol Goya.

Certa vez, fui a São Paulo para ver uma exposição do pintor italiano Caravaggio. Nessas ocasiões, aproveitava para usufruir das outras atrações que a cidade oferece, principalmente as culturais e as gastronômicas. Por exemplo, lá estivemos, certa feita, com o objetivo de visitar a Bienal, mas aproveitamos para comparecer a um concerto do cantor Luciano Pavarotti, no Pacaembu.

Um dos meus mais antigos amigos conhece praticamente o mundo inteiro, mas não conhecia São Paulo. Lá estivera apenas uma vez, num congresso médico, mas se limitou às atividades do congresso e não aproveitou para conhecer a cidade e suas atrações. Sua esposa nunca lá fora. Combinamos de ficar por lá, os dois casais, durante uns quatro dias. Foi ótimo. Circulamos bastante.

"City tour." Concerto da Orquestra Sinfônica do Estado de São Paulo, a OSESP, na sala São Paulo; ópera, La Traviata, de Verdi, no Teatro Municipal; locais relacionados com a imigração italiana: bairros, restaurantes etc. Entre os museus, o do Futebol, da Língua Portuguesa, da Resistência, o conhecido MASP, onde já estive diversas vezes, e a Pinacoteca do Estado, um dos que mais gosto, com pinturas e esculturas de artistas brasileiros ou estrangeiros radicados no Brasil. Anteriormente, já havia visitado o Museu de Arte Sacra, também dos melhores que conheci, no gênero.

Fiz questão de levá-los a um local que eu já conhecia, mas que achei que eles também iriam apreciar: o Mercado Municipal, o "Mercadão", famoso por seus vitrais, pelo sanduíche de mortadela e pelo pastel de bacalhau.

Fomos também à feirinha de antiquários que acontece aos domingos no vão do MASP.

Certa vez, li que ia acontecer no MASP uma exposição com algumas das mais interessantes obras do *Museum of Modern Arts*, o MOMA, de New York. À época, ainda não havia viajado aos EUA e, portanto, nada conhecia daquele famosíssimo museu. Num dia de semana, consegui substituto para minhas atividades profissionais e, pela manhã, já estávamos, minha mulher e eu, no aeroporto Santos Dumont, embarcando na Ponte Aérea rumo a São Paulo. O voo, pleno de empresários, pessoal do mercado de capitais, como era costume àquela época e acho que ainda hoje. Eu levava nas mãos uma pastinha, com dados sobre a exposição a que ia assistir.

Vera, minha mulher, comentou: "Parece até que você é um empresário, que eu sou sua secretária e que a gente tem um caso".

Almoçamos num bom restaurante, assistimos à exposição e voltamos de ônibus. Às 23 horas, já estava em casa, ligando para clientes.

Conforme se vê, São Paulo fica logo ali.

São Paulo (2)

Já escrevi sobre uma rivalidade que dizem haver entre cariocas e paulistas. Se é que isso já existiu, acho que acabou, ou, pelo menos, diminuiu bastante, mas durante algum tempo, todo mundo que se afogava nas praias do Rio era dado como paulista.

Certa vez, eu estava em Ipanema, na praia, quando ocorreu um afogamento. O afogado foi salvo por um guarda-vidas. Saiu da água aplaudindo, agradecido, o homem que o salvara. Tinha a pele muito branca e, na praia, todos diziam: "É paulista. Só pode ser paulista".

Um amigo meu, médico, trabalhou durante muitos anos no Serviço Marítimo de Salvamento do Rio. Segundo ele, os que mais se afogavam em nossas praias não eram os paulistas, mas os mineiros, que geralmente chegavam à praia em ônibus, em grande número.

Mas essas gozações também acontecem em sentido contrário. Certa vez, eu estava participando de um congresso médico em São Paulo. Num momento que tivemos livre, eu e alguns colegas, todos cariocas, fomos conhecer o zoológico da cidade. Lá pelas tantas, o taxista que nos conduzia e que, aparentemente, não identificou a nossa origem, pediu licença para fazer uma barbeiragem, uma manobra indevida, e disse: Vocês me desculpem, mas eu vou precisar fazer uma "cariocada". Respondeu um dos nossos: "Tudo bem, até porque todo mundo aqui é carioca".

Golfinho rotador

Conforme já escrevi, nas ocasiões em que tive a oportunidade de viajar, frequentemente me interessei também pelos temas ligados à natureza: belezas e fenômenos naturais, vida animal etc.

E entre os espetáculos que a natureza me proporcionou, nessas viagens, um dos mais marcantes foi o show dos golfinhos rotadores em Fernando de Noronha.

Eles chegam pela manhã, entre duzentos e trezentos, a um belíssimo recanto conhecido como Baía dos Golfinhos. Por lá permanecem durante várias horas até que, em determinado momento, saem todos ao mesmo tempo. E eles, além de nadar, dão saltos em sentido vertical, rodando sobre o próprio eixo, girando até sete vezes em cada salto. Por essa razão, este animal é chamado de "golfinho rotador". Lembro-me de que, quando lá estive, levei uma filmadora com o objetivo de registrar esse fenômeno. Mas lá, me dei conta de que, enquanto filmava um, deixava de ver vários outros que estavam saltando ao mesmo tempo. Pus a máquina de lado e fiquei admirando aquele belíssimo evento que ficou indelevelmente registrado na minha memória. Vários deles nadavam e saltavam bem junto ao barco onde eu estava.

Fomos até esse lugar numa embarcação com vários outros turistas. Os guias sabiam mais ou menos a hora em que os golfinhos saíam da baía e chegávamos lá um pouco antes para que as pessoas pudessem cair na água para nadar e mergulhar. Havia entre esses turistas um grupo de rapazes italianos, adultos jovens. Um deles caiu na água e ficou por lá nadando. Lá pelas tantas, quando os guias se deram conta de que os golfinhos estavam saindo, começaram a chamar os que estavam na água para que voltassem à embarcação, de modo a podermos acompanhar os golfinhos. O tal italiano que estava na água viu que os outros estavam voltando, mas não falava português e, de início, não entendeu o chamado. Seus paisanos, que estavam no barco, de sacanagem, começaram a gritar: *"squalo! squalo!"* (tubarão! tubarão!). O italiano, nadando com a velocidade de um nadador olímpico, voltou rapidamente ao barco e, em seguida, fomos todos apreciar aquele espetáculo inesquecível.

Batendo pra Exu

Alguns anos atrás, Vera e eu estávamos num *resort* na Praia do Forte, Bahia. Vera estava participando de um simpósio de aposentados da Caixa Econômica Federal. Eu a acompanhava. Todos, participantes e acompanhantes, idosos. De todas as partes do Brasil.

Numa determinada noite, estávamos com outros casais numa sala e, lá pelas tantas, um dos nossos conhecidos, daqui do Rio, começou a tocar pandeiro. Um outro pôs-se a batucar num objeto que estava à mão. Vi que havia no local um "cajon", sentei-me sobre ele e comecei também a minha percussão. Modéstia à parte, fazia isso direitinho. Começou a chegar gente atraída pelo som e, em poucos minutos, havia um verdadeiro baile de gente idosa, cantando e dançando, atraída pelo som e pelo ritmo de três percussionistas amadores e também idosos. Num dado momento, juntou-se a nós um baiano que trazia um atabaque e o tocava muito bem.

Liderados por ele, saímos da tal sala e formamos um "cordão" que se pôs a desfilar pelos corredores do hotel, atraindo mais gente para o grupo. Foi um evento espontâneo, não preparado, e que não dá para esquecer.

Uma senhora, muito animada, dirigiu-se ao homem do atabaque e perguntou: "Você está batendo pra Exu? Porque eu sou de Exu!".

Por essa eu não esperava.

Cinema italiano

Tenho visto, por vezes, pela TV, os filmes "A noite" e "A aventura", que formavam, com "O eclipse", uma famosa trilogia do diretor Michelangelo Antonioni. Todos esses filmes contam com a participação da atriz Monica Vitti.

Fico me perguntando o que foi feito daquele pujante cinema italiano de 60 anos atrás: Fellini, Visconti, Mario Monicelli, Ettore Scola, Pier Paolo Pasolini, Pietro Germi, Marco Bellocchio e alguns outros que a memória não fixou.

Talvez, por uma certa acomodação da minha parte, conheço apenas dois dos modernos diretores italianos. O primeiro, Paolo Sorrentino, com "A grande beleza", de 2013, filme do qual gostei muito. O outro, Nani Moretti, de quem assisti "Caro Diario", "Habemus Papam" e "Mia madre". Também gostei. Sei que ele dirigiu vários outros, que não cheguei a ver.

Ter conhecido a obra desses diretores que citei, foi, sem dúvida, um privilégio.

Il gattopardo

Se me perguntassem qual o meu livro predileto, o meu livro de cabeceira, teria dificuldade em responder. Eu me lembraria de alguns deles: *Gabriela cravo e canela* e *Capitães da areia*, do Jorge Amado, *Grande sertão: veredas*, do Guimarães Rosa, a série "O tempo e o vento", do Érico Veríssimo, *Os Maias* e *O primo Basílio*, do Eça de Queiroz, a obra completa do Fernando Pessoa, *O livro de San Michele*, de Axel Munthe, *A montanha mágica*, de Thomas Mann. Vários outros, de escritores famosos, brasileiros e estrangeiros, também foram marcantes, mas não tanto quanto esses já citados.

Já se a pergunta fosse sobre o filme de que mais gostei, não hesitaria em responder: O Leopardo (*Il gattopardo*), 1963, do italiano Luchino Visconti. Esse filme é longo, três horas e vinte e cinco minutos, e é baseado no romance do italiano Giuseppe Tomasi di Lampedusa.

Esse escritor tentou publicar seu livro em duas editoras, mas não conseguiu. Morreu sem ver seu livro publicado. Mais tarde, um sobrinho dele conseguiu a publicação. Um sucesso editorial, com tradução para inúmeros idiomas e, mais tarde, o filme de Visconti, com Claudia Cardinale (linda!!!), Burt Lancaster e Alain Delon.

A história se passa em 1860.

Já o vi diversas vezes. Uma verdadeira fixação. Em 2009, estava falando italiano bem e comprei o livro numa livraria em Taormina, na Sicília. Li com a ajuda de um dicionário.

Posteriormente, no Instituto Italiano de Cultura, no Centro do Rio, houve a exibição de um vídeo sobre Giuseppe Tomasi di Lampedusa, seguido de um comentário com o autor do vídeo. Estive lá.

Mais tarde, no mesmo lugar, outro conferencista, sobre o mesmo tema. Também compareci. O vídeo e as conferências, em italiano.

Durante o filme, há um momento em que o protagonista, representado por Burt Lancaster, comenta com alguém: "Precisamos cuidar do nosso túmulo nos Capuchinhos". Em 2009, Vera e eu estávamos em Palermo, na Sicília, e visitamos uma igreja, ou convento, não me lembro bem, ligada aos Capuchinhos. Ao lado havia um cemitério. Logo me lembrei de que ali estava sepultado o autor do livro ao qual me refiro. Entramos e eu disse a um funcionário que gostaria de visitar o túmulo do escritor. Ele, ao saber que éramos brasileiros, comentou com uma pitada de orgulho e com aquele jeito efusivo dos italianos: *"Giuseppe Tomasi di Lampedusa. Nostro principe. Grande scrittore!"*. Em seguida, nos conduziu à sepultura.

Em tempo: antigamente, em certas regiões da Itália, existiam príncipes e o escritor aqui citado fora o Príncipe de Lampedusa.

Uma curiosidade: Claudia Cardinale e Alain Delon eram amigos e, muito tempo depois do filme, quando se falavam por telefone, se chamavam pelos nomes de seus personagens: Angelica e Tancredi.

Bardot

Assisti ontem, pela TV, a um documentário sobre o filme "O desprezo" (*Le mépris*), do diretor Jean-Luc Godard, 1963, com Brigitte Bardot, Michel Piccoli, Jack Palance e Fritz Lang.

Destaque para a Brigitte Bardot. Ela recebia grandes somas pela sua participação nos filmes, mas, em contrapartida, os produtores exigiam cenas de nudez e, nessa película, há uma cena em que ela está na cama com Piccoli, nua, deitada de barriga para baixo. Que bunda bonita!!! Não chegava a ser muito grande, mas era bem torneada e combinava harmoniosamente com os quadris e com as coxas.

Como gosto muito de cinema, ao longo da vida vi muitas mulheres muito bonitas nas telas: brasileiras, norte-americanas e europeias (ah, as italianas...), mas nenhuma mais sensual do que a Bardot. Ela era sensualidade pura, a começar pelo desenho da boca e continuando por todos os outros segmentos corporais.

Até mesmo a voz dela tinha uma certa sensualidade.

Está com 88 anos.

"Replay"

No filme *Ieri, oggi, domani*, de Vittorio de Sicca, 1963, Sophia Loren, então com 29 anos, faz um *striptease* diante de Marcello Mastroianni. Quando vai tirar o sutiã, seu personagem lembra-se de que havia feito uma promessa de ficar um período sem "transar" e interrompe aquela ação erótica. Seu namorado, interpretado por Mastroianni, fica frustrado e eles brigam.

Em 1994, no filme *Prêt-à-porter*, de Robert Altman, esta cena é repetida com os mesmos atores, mas com final diferente. Sophia, então com 60 anos, ainda está muito bonita e sensual. Não é um plágio, mas uma homenagem. Uma forma de recordar um momento especial do cinema e de celebrar um diretor e seus atores.

Aliás, como eu gostava de ver esses dois, Sophia e Mastroianni, atuando juntos... Lembro-me, em especial, de *Una giornata particolare*, de Ettore Scola.

No clássico filme de Sergei Einsenstein, "O encouraçado Potemkin", 1925, há uma cena famosa de um carrinho de bebê descendo pela escadaria de Odessa, com a criança em seu interior e sem ninguém a controlá-lo em sua descida. No filme "Os intocáveis", de Brian de Palma, de 1987, uma cena semelhante é apresentada. Mais uma vez, não é um plágio, mas uma lembrança, uma homenagem.

Se você gostou desse texto e do seu conteúdo, sugiro que procure na internet ou recurso do gênero vídeos com os *stripteases* de Sophia Loren em 1963 e 1994. Também vale a pena ver os vídeos com cenas dos carrinhos descendo escada abaixo nos dois filmes citados anteriormente: "O encouraçado Potemkin" e "Os intocáveis".

Pola Negri

Assisti, recentemente, pela TV, a um filme de 1919, da época do cinema mudo, intitulado "Madame du Barry", sobre a famosa amante do rei Luis XV, da França. O filme é interessante e está adequadamente restaurado.

No papel-título, a atriz polonesa Pola Negri.

Essa atriz era namorada do famoso ator Rodolfo Valentino, quando ele faleceu, em 1926, aos 31 anos, por conta de uma úlcera gástrica perfurada. Nessa ocasião, algumas das admiradoras do ator cometeram suicídio.

Durante o velório, Pola Negri desmaiou, fato muito comentado na ocasião.

A propósito, lembrei-me de que meu pai me contava que, na época em que Valentino morreu, nos blocos de carnaval, no Rio, as pessoas cantavam: "Rodolfo Valentino morreu num céu de anil mandando a Pola Negri pra puta que pariu".

Pola Negri faleceu aos 90 anos.

Futebol – Copa do Mundo (1)

Gosto bastante de futebol.

Aos 5 anos, levado por meu pai, vascaíno, entrei pela primeira vez num estádio, São Januário, para ver o Vasco. Na ocasião, tinha o melhor time de futebol do Brasil. Campeão sul-americano, entre outros títulos. Na copa do Mundo de 1950, dos 11 titulares da seleção brasileira, 5 eram do Vasco.

Frequentei muito São Januário e o Maracanã durante a adolescência, geralmente acompanhado dos meus amigos e vizinhos do Grajaú. Mas, posteriormente, o meu maior companheiro nessas jornadas foi, sem dúvida, meu pai. Em algumas ocasiões, ficávamos nas cadeiras; em outras, na arquibancada. Sentados um ao lado do outro, entre os dois, um maço de cigarros e uma caixa de fósforos que compartilhávamos. Um radinho de pilha que também passávamos de um para o outro.

Na Copa de 50, na final, dia 16 de julho, aos 9 anos de idade, entrei pela primeira vez no Maracanã para assistir àquela decepcionante e inesperada derrota para o Uruguai. O regulamento era diferente e bastava ao Brasil o empate. Havíamos vencido de goleada uma seleção com a qual o Uruguai empatara. Como se não bastasse, o Brasil fez o primeiro gol, mas o Uruguai empatou e depois conseguiu o gol da vitória e levou a Copa. Até hoje, quando vejo a seleção uruguaia em campo, me invade uma sensação de admiração e respeito. Vencer a poderosa seleção brasileira naquele Maracanã lotado... Muita competência e muito destemor. *Vamo arriba la celeste*, assim cantam eles.

Estávamos nas cadeiras. Na ocasião, meu pai tinha uma cadeira cativa. Perto de nós, uma família de uruguaios, pai, mãe e filho adolescente, comemoravam, chorando.

Nunca esqueci a tristeza que senti naquele dia. Mesmo à noite, na rua, já brincando com meus amigos, aquela decepção não ia embora.

Futebol – Copa do mundo (2)

Já escrevi sobre a decepção e a tristeza que senti quando a seleção brasileira perdeu a copa de 50, no Maracanã. Eu tinha 9 anos.

Em compensação, as copas conquistadas foram muito comemoradas e festejadas. Mas, na de 70, exagerei.

Já formado, mas ainda solteiro, morava com meus pais, no Grajaú.

Nesse dia, me excedi na bebida. Ao final do jogo, fui à casa de amigos, vizinhos, onde se festejava a vitória. Um carnaval. Coloquei sobre os ombros um pano verde e amarelo e fui para a comemoração. No caminho, encontrei velhos conhecidos e vizinhos. Eufórico, beijei carinhosa e respeitosamente as mães de alguns amigos da infância com as quais me deparei no trajeto.

Quando saí da casa dos amigos, após muito comemorar, ainda em precária situação de equilíbrio, esbarrei na frente de um carro grande que estava estacionado à porta e ali fiquei, deitado sobre o capô. Ainda estava quentinho. Vontade de ficar por ali.

Foi quando chegaram meu pai e meu cunhado que, preocupados, foram atrás de mim e me levaram de volta para casa. Lá, me colocaram embaixo de um chuveiro, como é costume fazer com os bêbados. Em seguida, dormi durante várias horas.

Lá pelas tantas, os meus amigos haviam formado um bloco de carnaval e passaram pela minha casa com o objetivo de me convocar, mas eu estava dormindo e essa eu perdi.

No dia seguinte, pela manhã, fui para o hospital psiquiátrico onde, na ocasião, trabalhava como plantonista. Estava bem. Lúcido, equilíbrio normal. Na boca, um sabor desagradável. Como se dizia na época: "Gosto de corrimão de casa de parteira". Ou então, "parecia que eu tinha comido a chuteira do Sabará". Sabará era um jogador do Vasco, ponta direita, negro, corpulento, um tipo simplório e muito estimado pela torcida.

Foi o "porre" da minha vida. Como frequentemente acontece nessas ocasiões e nessa fase da existência, havia por trás de tudo isso uma "paixão" que não havia dado certo.

Futebol – Comemoração

O futebol provoca em nós, seus aficionados, atitudes que nós mesmos não sabemos, por vezes, explicar. Trata-se, a meu ver, principalmente, da necessidade de extravasar ou arrefecer a carga emocional.

Eu, em jogos decisivos do Vasco e da seleção brasileira, não abro mão de um uisquinho para relaxar, diminuir essa tensão.

Em certa época, tinha em casa uma corneta, que tocava da varanda do meu apartamento para comemorar as vitórias do Vasco. Era essa, também, uma forma de descarregar a ansiedade.

Um vizinho meu, velho amigo, também médico, só que flamenguista, dizia: "Paulão, essa tua trombeta parece o 'shofar' de Gabriel".

Por vezes, sobretudo quando mais jovens, fazemos coisas que, depois de feitas, nós mesmos criticamos.

Certa vez, adolescente, fui ao Maracanã num sábado à tarde ver um jogo do Vasco. Uma decisão de campeonato carioca. Fui com meus amigos do Grajaú. O Vasco venceu e sagrou-se campeão. No mesmo dia, pela manhã, já havia vencido o campeonato de remo.

Quando saí do estádio, chovia e vi, em plena chuva, um bloco de vascaínos dançando e cantando alegremente: "Olê, olá, campeão de terra e mar". Não resisti. Deixei para lá meus amigos e me incorporei ao tal bloco.

Naquela tresloucada euforia, esqueci que eu e minha família tínhamos um compromisso social para aquele dia, casamento ou coisa do gênero. Quando cheguei em casa, meus pais e minha irmã já estavam adequadamente vestidos, me esperando, todos de cara amarrada. Levei uma senhora bronca e em seguida parti para o banho, o terno e a gravata. Felizmente, chegamos a tempo.

Sobre Tolstói, Victor Hugo e Napoleão

Ao longo da vida, li vários *bestsellers*, mas confesso ter sido um pouco displicente em relação aos clássicos. Não que não os tenha lido, mas tive tempo para ler mais. Menos mal, pois sobrou muita coisa boa para ler agora, no "crepúsculo da vida". Soa poético, não? Mas é que não gosto muito da palavra velhice.

No momento, estou lendo *Guerra e paz*, de Liev Tolstói. Um livro enorme. São mais de 1500 páginas de uma edição com letras pequenas.

Já vi dois filmes sobre esse romance, um deles com a duração de três horas e meia. Já o assisti algumas vezes e não me canso de ver, sempre que é exibido na TV. E quando estou lendo, coloco os personagens do romance com as figuras dos atores que trabalham no tal filme. A Natasha, por exemplo, é a Audrey Hepburn. E mais: Anita Ekberg, Henry Fonda, Mel Ferrer e Vittorio Gassman, entre outros. Recentemente li, nesse livro, a descrição da batalha de Borodinó, de 1812, e achei o texto muito bem escrito. Mérito, também, para o tradutor, Rubens Figueiredo.

Talvez por ser médico, fiquei muito mobilizado emocionalmente pela tragédia dos feridos no campo de batalha. Basta lembrar que, à época, não existiam os recursos de analgesia, anestesia, assepsia e cirurgia de que dispomos atualmente.

Como devem ter sofrido aquelas pessoas. Penso, sobretudo, nos amputados.

A propósito de guerras e literatura, li, muitos anos atrás, *Os Miseráveis*, de Victor Hugo. O autor dedica várias páginas à batalha de Waterloo, de 1815. Uma verdadeira reportagem. E ele conclui afirmando: "Em Waterloo, houve mais carnificina do que batalha".

Em 1984, Vera e eu visitamos Waterloo. Fica a vinte quilômetros de Bruxelas. Há o que ver por lá. Fiquei imaginando não apenas o combate e suas peripécias, que foram muitas, mas também o sofrimento e a mortandade que aconteceram naquele campo de batalha.

Em meio a esses combates aqui relembrados, surge em destaque um personagem: Napoleão Bonaparte.

Até hoje ele tem admiradores e detratores. Os bonapartistas e os antibonapartistas. Nunca li uma biografia sobre ele, mas li e vi muitas coisas a respeito dessa figura.

Certa vez, visitando o castelo de Fontainebleau, vi o leito em que ele dormia e, a partir das dimensões daquela cama, fiquei com a impressão de que ele teria sido muito baixo. É bem verdade que, àquela época, muitas pessoas dormiam recostadas e não deitadas, o que poderia levar a uma impressão equivocada.

O fato é que suas guerras causaram muitas mortes e muito sofrimento, o que me deixa a impressão de que ele não era "flor de bom perfume".

Literatura

Estou lendo, simultaneamente, *Guerra e paz*, de Liev Tolstói, e *Sitiado*, do meu amigo Edmar Oliveira, psiquiatra, que aborda, entre outras coisas, a passagem da coluna revolucionária Miguel Costa-Prestes pelo nordeste brasileiro, por volta de 1925-1926.

Estou gostando muito dos dois.

Temo apenas que o meu cérebro envelhecido acabe colocando Napoleão no Piauí e o Prestes ateando fogo em Moscou, em 1812.

Lendo sem pressa, como convém na minha idade.

Em tempo: conforme já recordei, *Guerra e Paz* é uma das mais extensas obras da literatura universal, com mais de 1500 páginas. Mas vale a pena. E como...

A combinação e sobrinhos

Nordestina, idosa, autossuficiente, enérgica, voluntariosa. Solteira, sem filhos. Vivia e trabalhava em Brasília, mas vez por outra vinha ao Rio, onde tinha familiares.

Numa dessas vindas, levada por uma sobrinha, foi ao meu consultório para avaliação clínica.

Após a consulta, já tendo a cliente deixado o consultório, minha secretária constatou que ela havia esquecido, pendurada num cabide, sua "combinação", peça do vestuário feminino que, nos dias de hoje, ao que parece nem existe mais.

Em outra ocasião, também aqui no Rio, teve um problema de saúde e necessitou de internação hospitalar, mas após a alta seus sobrinhos, às voltas com a mãe que também adoecera, não tinham como hospedá-la em suas casas.

Optaram por interná-la, por alguns dias, numa clínica geriátrica, de muito bom padrão, acompanhada de uma cuidadora, e me solicitaram que fosse atendê-la.

Quando lá cheguei, a acompanhante me informou que a paciente estava comendo muito pouco. Perguntei, então: "A senhora está sem apetite?". E ela, mal-humorada: "Não, doutor. O meu problema não é falta de apetite. Isto é um protesto. Uma greve de fome! Onde já se viu internar uma pessoa normal numa clínica de velhos caducos? É por isso que se diz que Deus manda os filhos e quando Deus não manda filhos, o diabo manda sobrinhos!".

Dona Luiza

Quando eu andava por volta dos 14 anos, meus pais tinham uma casinha alugada na praia de Dona Luiza, em Sepetiba. Eu gostava muito de lá.

Havia, no fundo do mar, um lodo que diziam ter propriedades medicinais: aplicado sobre a pele, dilatava os poros, o que facilitava a extração dos "cravos".

Às sextas-feiras, ou sábados, não me lembro bem, às vezes, reuniam-se por lá, à noite, grupos de umbandistas e faziam seus rituais na praia, com vestes brancas, coreografias, cânticos, atabaques.

Algumas pessoas praticavam a pesca com arrastão, sempre à noite e, frequentemente, pegavam muitos peixes e siris.

Certa vez, eu estava no mar, nadando, quando um amigo me alertou: "Saia da água, Paulo. Acabaram de encontrar aqui perto um cadáver, boiando". Realmente, apareceu por lá o corpo de um homem, sem as pernas e sem a cabeça.

Para encurtar a história: Uma mulher, chamada Maria da Penha, morava em Marechal Hermes e trabalhava como auxiliar ou técnica de enfermagem. Vivia na companhia de um homem que não a tratava bem. Contraía doenças venéreas e a obrigava a medicá-lo com antibióticos. Certa vez, ela, cansada de tudo isso, aplicou-lhe uma injeção na veia. Só que, em vez de medicamento, colocou um veneno na seringa e matou o amante. Em seguida, amputou-lhe as pernas e retirou a cabeça. Colocou o restante do corpo numa mala grande, pegou um táxi e rumou para Sepetiba, dizendo ao taxista que se tratava de um "despacho".

Acabou por confessar o crime. Informou que jogara as pernas num matagal em Ramos, mas durante muito tempo recusou-se a dizer onde colocara a cabeça. Certa vez foi a Sepetiba, acompanhada por policiais, fazer a reconstituição. Eu e minha irmã, muito impressionada, vimos esta cena.

Durante algum tempo persistiu o mistério da cabeça, que ela, não sei por quais razões, se recusava a informar onde havia colocado. Em Sepetiba, quando alguém estava no mar se banhando e esbarrava com o pé em alguma pedra, logo se assustava, achando que podia estar pisando naquele segmento do corpo que ainda não havia sido encontrado.

Chegou o carnaval. Naquela época, existiam os blocos de praia. Em Dona Luiza formaram um, muito animado. À frente ia um homem negro, alto, que atuava como guarda-vidas na praia local. Fantasiado de enfermeira, com um saiote e uma blusa, ambos brancos, uma toquinha de enfermagem com uma cruz vermelha. Em uma das mãos, carregava uma maleta branca de primeiros socorros, também com a cruz vermelha. Na outra, um serrote. Atrás, um grupo de pessoas ia dançando e cantando animadamente:

"Maria da Penha
Mulher de Marechal
Esquartejou o amante
Pra brincar o carnaval
As pernas, pôs em Ramos,
O tronco em Sepetiba
E a cabeça, onde é que está metida???".

Ela acabou informando o local onde escondera a cabeça, mas não lembro qual tenha sido.

Solidão

Jornalista, homem de vasta cultura geral, acabou se diferenciando em música clássica, como cronista.

Certa vez, numa festa na casa de amigos comuns, pusemo-nos a conversar sobre a solidão.

Relatou que, em sua opinião, existem dois tipos. A solidão propriamente dita, aquela situação em que se está sozinho quando se gostaria de ter a companhia de alguém. A outra, quando se está só, mas se está bem, sem a necessidade de qualquer companhia. Esta, ele chamava de solitude.

Relatou que, em abril de 1964, ficou asilado no consulado da Bolívia no Rio de Janeiro. Manteve-se confinado num cômodo, com várias outras pessoas que se encontravam na mesma situação e sob os mesmos riscos. E assim permaneceu durante vários dias. Tudo o que desejava, naquelas circunstâncias, era ficar a sós consigo mesmo.

Em situação oposta se encontrou o ex-presidente uruguaio José Mujica. Durante 14 anos foi prisioneiro político e, parte desse período, preso em solitária. Relatou que, lá pelas tantas, apareceu em sua cela um rato, que ficou sendo a sua única companhia. Procurava deixar sempre uns pedaços de pão, migalhas, de modo a manter por ali o pequeno animal, para não ficar só. Afirmou certa vez: "Depois da pena de morte, a solidão é um dos castigos mais duros".

Eu, da minha parte, gosto muito de estar perto de amigos, ouvindo suas histórias, batendo papo, trocando ideias, recordando os bons momentos da vida e desfrutando da convivência. Mas, em determinados momentos, também me apraz ficar só, comigo mesmo, entregue às reminiscências mais íntimas e aos meus projetos de vida pois, apesar da idade, ainda os tenho. Poucos, é verdade.

"Preservation"

Anos atrás, assisti, no Teatro Municipal do Rio de Janeiro, a uma apresentação da *Preservation Hall Jazz Band*, uma famosa banda de jazz tradicional de New Orleans.

Visualizei, na plateia, entre os espectadores, um músico brasileiro que eu já vira se apresentando numa outra banda de jazz, esta brasileira, daqui do Rio. Trompetista.

O show dos norte-americanos foi sensacional e teve uma atração extra. O tal músico brasileiro levou, escondido, um pequeno trompete, acho que se chama *cornet* e, num dado momento, da plateia, ficou de pé e pôs-se a tocar junto com os músicos da *Preservation Hall*.

Alguns deles chegaram a chamá-lo para o palco, mas ele ficou onde estava. A partir daquele momento, pôde colocar no seu currículo que já havia tocado com aquela famosa banda.

Ainda naquela noite, um outro episódio inusitado: ao final do espetáculo, um trompetista da banda saiu tocando pelos corredores da plateia, seguido por vários espectadores que, com ele, formaram um animado bloco, cantando e dançando por ali: *"When the Saints go marching in..."*. Nunca vi nada parecido naquele teatro.

Alguns anos depois, em New Orleans, estive no local onde se apresenta aquele grupo. Lugar muito simples, com poucos assentos, a maioria das pessoas senta-se no chão. À frente da banda fica um chapéu. Se alguém quiser pedir que eles toquem um jazz tradicional, coloca ali 2 dólares; não tradicional, 3 dólares. Se quiser ouvir *"The Saints"*, são 5 dólares. Acho que eles já estão "de saco cheio" de tocar essa música: *"When the Saints go marching in..."*, lembram-se? A mesma do "bloco" no Municipal.

Nos intervalos, conversei com alguns dos músicos que eu vira tocar aqui no Rio. Foram muito simpáticos e receptivos.

A gafieira e o padre

Conforme já escrevi, houve uma época em que Vera e eu frequentávamos gafieiras no centro da cidade. A Estudantina, na Praça Tiradentes, e a Elite, no Campo de Santana.

Certa vez, com um grupo de amigos, fomos à Elite no dia do santo padroeiro da gafieira, São Sebastião. Ao entrarmos, notamos que em todas as mesas havia uma jarrinha com flores, palmas de Santa Rita.

A função começou como de costume. Orquestra tocando, casais dançando, até que, lá pelas tantas, o baile foi interrompido. O presidente e a rainha da gafieira foram até um nicho e de lá retiraram duas imagens: uma de São Sebastião e a outra de Nossa Senhora. Em seguida, começou uma procissão dentro do recinto. As pessoas em fila, caminhando, segurando as palmas de Santa Rita e cantando: "A nós descei, divina luz. A nós descei, divina luz. Em nossas almas acendei o amor, o amor de Jesus". Parecia que a gafieira havia se transformado em um templo católico. Em continuação, um sacerdote subiu ao palco onde ficava a orquestra e fez um sermão, após o qual o baile foi reiniciado.

O pregador era o Padre Lemos, pároco no Santuário Nossa Senhora de Fátima, à rua Riachuelo. Já o conhecíamos, pois atuara anteriormente numa das igrejas do nosso bairro, Nossa Senhora da Divina Providência, e era muito conhecido e estimado na área. Ademais, participava de um programa de rádio, o que o tornava ainda mais popular. Já celebrara pelo menos um casamento em nossa família. Já nos conhecia, portanto. Tanto assim que, após o sermão, sentou-se à nossa mesa e ficou conosco durante algum tempo. Era simpático, comunicativo. Baixo e robusto, quase gordinho.

Ainda falando nesse padre, certa vez, Vera, eu e um casal de amigos fomos ao teatro, no centro da cidade. Em seguida, fomos os quatro jantar no Bar Luiz, conhecido e antigo restaurante à rua da Carioca. Lá estava, sozinho em uma mesa, o Padre Lemos. Convidei-o a sentar-se conosco. Acedeu de pronto e disse: "Vocês acabaram de surpreender um sacerdote em pleno pecado da gula, que é o único que eu cometo em público. Os outros eu faço escondido, como todo mundo".

Após o jantar, demos uma carona e o levamos à sua moradia, na igreja onde trabalhava, à rua Riachuelo. No trajeto, vimos algumas prostitutas, nas calçadas, fazendo *trottoir*. Ao vê-las em atividade, comentou o Padre Lemos: "Minhas paroquianas...".

Seu Nilo

Tenho, ultimamente, me deslocado muito em táxis. E geralmente sou servido, já há alguns anos, pelos taxistas de um ponto próximo à minha casa. Um deles, um senhor de 79 anos chamado Nilo e conhecido pelos colegas e clientes como Seu Nilo ou "Nilo da Portela." Pardo, estatura mediana, magro, discretamente rouco.

Morador de um bairro no subúrbio, próximo a Madureira, era ligado à velha guarda da famosa escola de samba. Quando lhe perguntavam qual era sua religião, respondia: "Sou católico, apostólico, sambista".

Me atendeu diversas vezes e nos dávamos muito bem.

Certa vez, Vera, minha mulher, achou muito divertido quando nós dois, eu e o taxista, nos pusemos a cantar juntos, dentro do táxi: "Numa estrada dessa vida, eu te conheci, ó flor. Vinhas tão desiludida, malsucedida, em um falso amor..." – palavras do samba "Coração em desalinho", de Monarco e Ratinho, pessoal da Velha Guarda da Portela.

Disse-me algumas vezes: "Doutor Paulo, todos os dias, pela manhã, quando faço as minhas preces, peço a Deus, em especial, por três pessoas. Uma delas é o senhor".

Tinha 14 filhos, 32 netos e alguns bisnetos. Recentemente, num desses dias em que me transportou, estava muito feliz porque, à noite, compareceria à colação de grau de um neto que estava se formando numa faculdade de direito.

Dias atrás, quando entrei em um táxi do tal ponto ao qual já me referi, o taxista me informou que o Seu Nilo havia falecido na véspera. Ao que parece, infarto do miocárdio. Fiquei muito triste ao receber essa notícia.

Que descanse em paz.

Som alto

Nos tempos de faculdade, vez por outra eu estudava na companhia do meu colega de turma Jair Fernandes. Ele morava no bairro Lins e Vasconcellos e eu no Grajaú. Nessas ocasiões, estudávamos na minha casa ou na dele. Outras vezes, na secretaria da Sociedade de Anestesiologia do Rio de Janeiro, onde ele trabalhava. Rua das Marrecas, centro do Rio. Estudávamos por lá, evidentemente, fora dos horários de funcionamento. Finais de semana, por exemplo.

Certa vez, lá estávamos estudando Parasitologia. Matéria um pouco trabalhosa para estudar e memorizar, devido aos nomes complicados dos parasitas e agentes infecciosos. Lá pelas tantas, passamos a ouvir uma música que vinha da vizinhança. Som muito alto, atrapalhando nosso estudo. Chegamos à janela e vimos que, num apartamento vizinho, que podíamos visualizar de onde estávamos, havia um grupo de jovens gays, tentando chamar nossa atenção com aquele som alto. Pedimos que diminuíssem o ruído e o Jair chegou à janela e mostrou o livro que estávamos estudando. Em vão. Um dos rapazes, que estava à janela, com os braços cruzados sobre o peitoril, balançou a cabeça languidamente, de um lado para o outro, dando a entender que não diminuiriam a intensidade do som. Eu e meu colega concluímos que, malgrado o calor, melhor seria fechar a janela e deixar os tais rapazes para lá.

Funcionou. Depois de algum tempo, desistiram, baixaram o volume do som e nos deixaram estudar em paz.

A música? "Perfume de gardênia", com Bienvenido Granda. À época, estava em evidência.

Cada uma... se fossem algumas moças...

A árvore

Moro entre a Lagoa e o Jardim Botânico e, nos tempos de maior e melhor mobilidade, fazia caminhadas nesses dois lugares, porém, com maior frequência, no Jardim.

Evidentemente havia por lá muitas árvores, mas uma delas se destacava. Alta, frondosa, com o tronco muito largo, ficava à margem de um caminho próximo à grade que separa o Jardim Botânico da rua Pacheco Leão.

Algumas vezes vi frequentadores daquele lugar "conversando" com essa árvore. Postavam-se diante dela e com ela falavam como se estivessem realmente falando a alguém que os escutasse.

Havia uma senhora que era mais assídua nessa atitude. Certa vez consegui conversar com ela e dela recebi a informação de que morava próximo ao Jardim Botânico e, por vezes, falava com essa árvore a partir de sua própria casa.

Assim é a vida. Por vezes, as pessoas buscam alguém que as escute, onde quer que imaginem ser possível essa comunicação.

Em tempo: já li e ouvi relatos sobre pessoas que falam com as plantas que cultivam em suas residências. Conheci uma senhora que tinha esse hábito e me contou que, certa vez, dias antes de mudar de domicílio, pôs-se a explicar a situação às suas plantas, preparando-as para essa mudança.

Também já li que há quem coloque música para as plantas ouvirem. Acreditam que essa prática acelera o seu crescimento.

O Caminha, as nativas e os europeus

Tenho em minha estante um livro sobre a carta de Pero Vaz de Caminha ao rei de Portugal.

É muito interessante, a começar pelos termos que ele emprega ao citar partes do corpo humano dos e das indígenas, relacionadas com o sexo. As genitálias ele chama de "vergonhas" e os pelos pubianos de "cabeleiras".

Sobre as mulheres:

> "Ali andavam entre eles três ou quatro moças, bem novinhas e gentis, com cabelos muito pretos e compridos pelas costas; e suas vergonhas, tão altas, tão cerradinhas e tão limpas das cabeleiras que, de as nós muito bem olharmos, não se envergonhavam."

E mais:

> "E uma daquelas moças era toda tingida de baixo acima, daquela tintura e certo era tão bem feita e tão redonda, e sua vergonha (que ela não tinha!) tão graciosa que a muitas mulheres de nossa terra, vendo-lhes tais feições envergonhara, por não terem as suas como ela."

E sobre os índios:

"E nenhum deles era fanado (circuncisado), mas todos assim como nós".

Não sei se li ou me disseram que algumas das nossas índias gostavam de fazer amor com os europeus (portugueses, holandeses e franceses), porque eles faziam sexo com mais vagar, enquanto os índios "transavam" muito rápido.

Os europeus deixavam suas naus longe da praia e a ela chegavam remando, em botes. Consta que havia índias que nadavam até os navios para fazer amor com os marinheiros que neles permaneciam.

Até onde essas narrativas são verdadeiras ou lendas, não sei. Mas circulam por aí.

Uma história parecida. Em 1789, houve um motim entre os tripulantes do navio inglês *HMS Bounty*. Os amotinados ficaram por vários meses no Tahiti e depois em Pitcairn, a leste do Tahiti. Vários deles se envolveram sexualmente com nativas e, até hoje, descendentes dos amotinados com suas concubinas taitianas vivem por lá. Essa história serviu de tema para o filme *Mutiny on the Bounty*, dirigido por Lewis Milestone em 1962 e estrelado por Marlon Brando e Trevor Howard. Em 1935 já fora produzido um filme sobre essa história.

Delícias

Sempre gostei muito de comer bem. Não sei se sou um *gourmet* ou um comilão. Quem sabe, as duas coisas.

E tive a felicidade de, ao longo da vida, conhecer pessoas que cozinhavam muito bem. Algumas delas eram especialistas em determinados pratos. Por exemplo, o arroz de forno que minha mãe fazia, sobre o qual já escrevi; a carne assada da tia Laura, minha madrinha; o arroz doce da minha avó materna, Dona Nazaré; o bolo de aipim com coco e o pudim de pão da tia Lucília; a feijoada da Vanda, minha cunhada, irmã da Vera; o cozido da minha sogra, Dona Zizi; a marmelada da Hélia, esposa do meu primo Baltasar, em Portugal, feita com marmelos de sua quinta, em Cabeceiras de Basto, colhidos de marmeleiros plantados por ele, Baltasar.

Outras são "generalistas", ou seja, fazem de tudo bem, sem se especializar em alguma iguaria. É o caso da Vera, minha mulher, e da minha irmã, Vera também. Esta um pouco diferenciada no arroz de polvo, que aprendeu a fazer com minha mãe e já ensinou a uma das filhas.

Sem falar em restaurantes. Frequentei vários, mas, de alguns deles guardo lembranças não só gastronômicas, mas também afetivas, talvez pelos amigos que me acompanhavam nessas jornadas.

Um deles, o Adegão Português, no Campo de São Cristóvão. Nas décadas de 80 e 90, almoçava lá às quintas-feiras, com colegas do Fundão, liderados pelo Fernando Carneiro da Cunha, que, em todos os dias úteis, lá estava, pela hora do almoço. Eu quase sempre optava pelo ossobuco.

Durante 16 anos fui membro da Confraria dos Médicos do Restaurante Antiquarius, no Leblon, onde jantávamos uma vez por mês.

Até hoje, gosto muito do Bar Lagoa. Lá, vez por outra, apareço, há cerca de 50 anos.

Perto do prédio onde moro, há um bom restaurante português, o Tasca Santa Justa, onde também gosto de ir, não só pela proximidade, mas também pela qualidade do cardápio e do atendimento.

Vários outros existem, que até hoje costumo frequentar, mas essa lista é muito grande. Afinal, são vários anos de travessuras gastronômicas.

Briga de carnaval

Muitos anos atrás, havia, na Tijuca, na esquina das ruas Uruguai e Maria Amália, um pequeno restaurante que nós chamávamos de Lulu.

Certa vez, numa madrugada de carnaval, nos encontramos nesse local, eu e os irmãos Jorge e José Assad, meus amigos. Vínhamos de diferentes bailes.

Num dado momento, apareceram por lá dois grupos que haviam brigado um com o outro no baile do Clube Montanha. Quando se identificaram mutuamente, começou a "porrada" de novo e um deles sacou um revólver.

Nós, que nada tínhamos a ver com aquela confusão, tentamos nos abrigar atrás de uma coluna. Felizmente nenhum tiro foi disparado, mas um dos brigões saiu muito machucado daquela contenda. Em ambos os grupos havia moças que se puseram a dar gritinhos durante a refrega.

Naqueles tempos, nos bailes de carnaval de clubes da zona norte, havia muita briga. A causa disso seria a repressão sexual daqueles tempos? Afinal, de alguma forma, aquela "energia" toda da juventude tinha de ser extravasada. E nem sempre era da maneira adequada.

Apenas uma hipótese, ou conjectura.

"Parecenças"

Anos atrás encontrei um velho amigo em Ipanema. Estava aposentado e me contou que acompanhava nove novelas, diariamente, pela TV. "Em uma delas, disse ele, há um personagem muito parecido com você. Sempre que o vejo, me lembro de você". Respondi: "Vendo nove novelas todos os dias, você deve ver personagens parecidos com quase todas as pessoas que você conhece".

Houve uma época em que algumas pessoas me achavam parecido com o cantor Plácido Domingo.

Certa vez, estava no Canadá e um grupo de mexicanos se aproximou de mim. Ao chegarem perto, um deles disse: *"Me recuerdas mucho a Plácido Domingo"*. Respondi, em portunhol: *"Y todavía no me escuchaste cantar"*.

Também houve, outrora, quem me achasse parecido com o ator Antonio Fagundes.

Vera, minha mulher, quando andava por volta dos trinta e poucos anos era, segundo algumas pessoas, parecida com a atriz Betty Faria. Certa vez, uma jovem entrou no *hall* de um prédio para pedir autógrafo à Vera, pensando que fosse a Betty. Em 1973, no aeroporto de Foz do Iguaçu, uma moça dirigiu-se à Vera e perguntou se ela era a Betty Faria. Já ia também pedir autógrafo.

Um amigo dos tempos de juventude, ainda moço, "ganhou" uma bonita senhora mexicana vários anos mais idosa do que ele. Ela o achava muito parecido com o ator Robert Mitchum.

A comunicação

Em 1975, frequentei o Curso de Aperfeiçoamento em Metodologia do Ensino Superior, da Fundação Getúlio Vargas.
 Eram quatro módulos, com prova ao final de cada um. Um deles era Comunicação; outro, Avaliação. Dos outros dois não lembro o título.
 O meu grupo era formado por docentes da Faculdade de Medicina da UFRJ. Vários daqueles meus colegas, alunos como eu, haviam sido meus professores na Faculdade ou no Mestrado. Eu, entre os mais jovens. Ficávamos todos numa sala de aula com uma professora, ou professor, à nossa frente. Nós, sentados em carteiras individuais. Lembrava um pouco os tempos da escola primária, mas não chegava a causar uma sensação de regressão.
 Aulas das 8 às 12 horas, às segundas, quartas e sextas-feiras, durante alguns meses.
 No curso de Comunicação, um exercício interessante: um de nós ficava na frente da sala, de costas para os outros, com um objeto nas mãos. Ele tinha que descrevê-lo sem mostrar aos demais. Os outros tinham que desenhar o tal objeto sem visualizá-lo, baseados apenas na descrição que ouviam. Aconteciam coisas do arco da velha. Alguns desenhos eram bem diferentes do objeto que havia sido descrito. Bom exercício para mostrar que nem sempre o relato verbal é suficiente

para descrever alguma coisa. O que dizer de um sentimento, ou uma sensação.

Falando em comunicação, lembro-me de outro episódio.

Ao final do curso médico, quinto e sexto anos, eu e outros colegas fomos convidados a dar algumas aulas de higiene no morro de São Carlos, Rio.

O curso era organizado por um padre. Naquela época, ainda não existiam por ali, de forma tão intensa, as questões do narcotráfico e de outros problemas similares, que ocorrem atualmente em vários morros, favelas e comunidades de nossa cidade.

As aulas aconteciam num grande galpão. Muita gente. Entre os alunos, desde analfabetos a estudantes universitários.

Certa vez, coube a mim uma aula sobre teníase, também conhecida como "solitária". Comentando a transmissão da doença, falei no homem, no boi, no porco. Ao final, uma senhora idosa e obesa, sentada lá atrás, comentou em voz alta: "Ainda bem que essa doença não dá em mulher!".

Quase foi necessário começar tudo de novo. Precisei explicar que, quando eu falava no porco, o correto seria dizer no porco e na porca, assim como no boi e na vaca, no homem e na mulher. Foi uma lição, sobretudo para mim mesmo, a respeito da comunicação.

Bailes

Nos meus tempos de Faculdade Nacional de Medicina, promovia-se vários bailes, com o objetivo de arrecadar dinheiro para os eventos da formatura. Baile dos calouros, do jaleco e do termômetro, no Hotel Glória. Baile do estetoscópio, no Clube Monte Líbano.

Havia ainda os bailinhos de sábado, no prédio da faculdade, na Praia Vermelha. A esses bailes, nessas diferentes localizações, compareciam muitas moças que desejavam conseguir casamento com algum médico. Como, naquela época, alguns médicos usavam um anel de grau com pedra verde, essas jovens ficaram conhecidas como "caçadoras de esmeraldas". Algumas se deram bem.

Nos bailes no prédio da faculdade, por vezes, alguém conseguia levar uma das moças para um "cantão". Afinal, conhecíamos bem aquele imóvel. Mas o Sr. Magalhães, que era uma espécie de zelador do edifício e nele morava, ia atrás e interrompia o namoro. Contava-se que, certa vez, ele subiu ao segundo andar e de lá desceu com três casais.

Nesses bailes relacionados com a faculdade, eu usava terno e gravata.

Para alguns outros, eu tinha um *summer jacket*.

Meu pai me dava dinheiro para o lotação e um "cuba-libre".

Detalhes

Durante 17 anos, tivemos em nossa casa um cachorrinho branco, *poodle*, chamado Cotton.

Por perto havia uma clínica veterinária onde vez por outra o levávamos para a tosa. Com o corte dos pelos, o bichinho ficava com um aspecto muito diferente do que tinha antes. Certa vez, após a tal tosa, minha sogra, Dona Gisélia, que nós chamávamos de Zizi, foi pegar o Cotton e trazê-lo de volta. Quando ela estava voltando para casa eu estava indo para o consultório e nos encontramos no caminho. De repente vimos o cachorrinho abaixar-se para fazer xixi. Ora, os cachorros não se agacham para urinar. Assim fazem as fêmeas. Os machos levantam uma das pernas traseiras. Concluímos que haviam entregado à Dona Zizi uma cachorrinha e não o nosso Cotton.

Minha sogra precisou retornar à clínica para corrigir o engano.

Dona Zizi e o funcionário que lhe entregou o animal não haviam prestado atenção em certos "detalhes".

Comentário

Certa vez, fomos com alguns casais de amigos ver a apresentação de uma conhecida cantora da MPB.

Quando ela surgiu no palco, foi logo bastante aplaudida e festejada pela plateia como um todo. Afinal, era bastante simpática, comunicativa e, sabidamente, cantava muito bem.

Mas havia na assistência um grupo de mulheres mais entusiasmado do que os outros espectadores. Gritinhos, aplausos que não terminavam, um verdadeiro delírio.

Um dos nossos amigos, um pouco mais jovem e que fora meu aluno, comentou comigo: "Paulão, precisamos descobrir o que essa mulher tem e que a gente não tem...".

Sobre gafanhotos, calangos e afins

Está escrito nos Evangelhos que, quando João Batista pregava no deserto, várias pessoas iam ao seu encontro, vindas de outros lugares para ouvi-lo.

Usava uma roupa feita com couro de camelo e um cinto de couro.

Alimentava-se de gafanhotos e mel do campo.

E a gente se queixa das dietas a que tem que se submeter. Já imaginaram? Gafanhoto...

No Brasil, se sabe há muito tempo que, em certas áreas de extrema pobreza, algumas pessoas se alimentam de calangos, pequenos répteis.

Aliás, a situação da fome em nosso país é enorme, trágica e vergonhosa. São milhões de seres humanos nessa condição. Num país que é um dos maiores produtores de alimentos no mundo.

Doloroso paradoxo.

Paquera

Nos tempos de faculdade, ia frequentemente à Praia Vermelha. Certa vez, vislumbrei por lá uma morena muito bonita, de biquíni, sentada na areia. Aproximei-me e perguntei: "Você se incomoda se eu me sentar aqui ao seu lado?". Respondeu: "Não me incomodo, não. Mas o meu noivo, que deve estar chegando, certamente vai se incomodar".
    Agradeci, pedi desculpas e prudentemente me afastei, voltando ao meu lugar na areia. Dali a pouco chegou o "cara". Muito mais forte do que eu. Escapei por pouco, no mínimo de um constrangimento...

Os direitos das mulheres

Já escrevi, tempos atrás, sobre pessoas que, quando comparecem a funerais, fazem questão de segurar uma das alças do caixão.

Recentemente, morreu um velho conhecido meu. Compareci ao seu velório e, no momento de transportar o falecido para o sepultamento, quatro homens pegaram o caixão e seu conteúdo e o foram levando. Foi quando uma senhora reclamou e perguntou por que mulheres não podem também desempenhar essa tarefa. Seria tal função um "privilégio" dos homens? E sem esperar pela resposta, segurou uma das alças do féretro e seguiu com os outros rumo à sepultura.

Eça e companhia

Desde a adolescência, gosto de literatura e sempre gostei de ler os portugueses, romancistas e poetas. Apraz-me citar seus nomes, pois, ao fazer isso, me lembro de cada um deles e de suas obras literárias: Camões, Alexandre Herculano, Camilo Castelo Branco, Fernando Pessoa, Saramago, Florbela Espanca, Miguel de Souza Tavares e os médicos, Fernando Namora e Miguel Torga.

Além disso vi, no teatro, trabalhos sobre alguns desses autores, como, em 1986, o "Encontro de Ítalo Rossi e Walmor Chagas com Fernando Pessoa", em que esses dois grandes atores, acompanhados por três músicos, declamavam poesias desse excepcional autor. Também vi "Florbela Espanca, a bela do Alentejo", com Zezé Polessa, em 1996.

Mas o escritor português que mais gostei de ter lido foi Eça de Queiroz. Até onde me leva a memória, li todos os seus romances e mais um livro de contos. E ainda a tradução que fez de *As minas de Salomão*, de Rider Haggard.

E, dos romances do Eça, o que mais apreciei foi *Os Maias*. Em seguida, *O primo Basílio*, *O crime do Padre Amaro* e *A cidade e as serras*. Mas também gostei muito de ter lido todos os outros. *Os Maias* e *O primo Basílio* deram origem a minisséries da TV Globo, com excelentes produções e ótimos elencos.

Uma curiosidade: Eça de Queiroz faleceu aos 55 anos e sua morte foi por muitos atribuída à tuberculose intestinal. Alguns dos seus biógrafos mais recentes, entretanto, levantam a possibilidade de ter ele sido vitimado pela Polineuropatia Amiloidótica Familiar, doença neurológica hereditária mais comum entre os habitantes da Póvoa do Varzim, onde nasceu o escritor. Essa enfermidade foi descrita por um médico português e, desde então, é conhecida como doença de Corino de Andrade, o médico que a descreveu. Anos atrás, um colega neurologista e meu contemporâneo na UFRJ escreveu uma tese sobre essa doença. Compareci à sua defesa de tese, se não me engano de doutoramento.

Esse médico português que descreveu a doença ficou famoso por esse trabalho e conhecido, sobretudo pelos neurologistas, não só em Portugal, mas em muitos outros países. Afinal, os portugueses migraram muito e não só suas virtudes, mas também suas mazelas viajaram com eles.

Tenho, em Portugal, um primo que é médico, cardiologista, e que conheceu pessoalmente Corino de Andrade. Perguntei-lhe certa vez como era esse médico, tão famoso por seu trabalho. Respondeu ele: "Corino de Andrade é humilde como um lavrador". Interessante, não?

Estranha forma de vida

Gosto muito de música. Clássica e popular. Deste último grupo, faz parte o fado. Tudo a ver com minhas origens familiares.

E um dos fados que mais gosto de ouvir é "Estranha forma de vida", principalmente na interpretação de Amália Rodrigues, famosa cantora portuguesa, já falecida.

Certa vez, fui convidado a um jantar na casa de um amigo dos tempos do Grajaú, que estava morando no Leblon.

Entre os presentes, uma jovem senhora portuguesa. Lá pelas tantas, alguém se pôs a conversar com ela sobre as coisas de Portugal, fados inclusive. Ela respondeu que gostava de fados. Foi quando lhe pediram que cantasse um deles, mas a tal senhora declarou ser uma pessoa tímida e que não se sentia à vontade para cantar em público. Apresentei-me, então. Disse a ela que era filho de um português, também gostava de fados e, se ela quisesse, poderíamos cantar juntos. Quando sugeri "Estranha forma de vida", ela aceitou minha sugestão e decidimos cantar em dueto. Havia um piano na casa e uma de nossas amigas dos tempos do Grajaú, que sabia tocar, nos acompanhou. Cantava bem a tal senhora. O pessoal gostou e fomos aplaudidos.

Por duas vezes, acompanhado por minha mulher e por meu pai, vi Amália Rodrigues cantando no Canecão. Numa delas, estava na plateia Caetano Veloso. Quando a Amália o visualizou, perguntou a ele qual fado gostaria de ouvir e ele respondeu: "Estranha forma de vida". Amália convidou-o então a subir ao palco e cantar junto com ela. Ele acedeu de pronto e fizeram um dueto que eu não esqueço.

E você? Conhece este fado? Se não conhece, sugiro que tente conhecer. Acho que vai gostar.

Um fado

Mais um exemplo de quando é a música que vem até nós.

Certa vez, Vera e eu estávamos em Sintra, Portugal. Acompanhavam-nos minha irmã e meu cunhado. Estávamos acabando de almoçar num restaurante ao ar livre. Árvores por perto, lugar aprazível.

Num dado momento, comecei a ouvir uma música muito bonita, um fado, cantado por uma mulher. A letra dizia:

> "Saudade vai-te embora
> Do meu peito tão cansado
> Leva para bem longe este meu fado
> Ficou escrita no vento essa paixão
> E à noite o vento é meu irmão
> Anda a esquecer a tempestade".

Gostei muito dessa música e fiquei de tal modo tocado por ela, que pedi licença às pessoas que me acompanhavam, me levantei e segui na direção daquele som. Fui parar ali por perto, num prédio pequeno e antigo. Subi um lance de escada e cheguei a uma loja de música. Discos, CDs etc. Comprei um CD de fados cantados por diversos intérpretes, homens e mulheres, entre elas, Fernanda Maria, a tal, que estava a cantar a música que tanto me agradou e que constava também do tal CD: "Saudade vai-te embora". Belo fado. Valeu a pena ter ido até lá.

Patrícios, na França

Certa vez, eu estava num aeroporto na França, se não me engano, em Nice, e precisava esclarecer alguma questão, talvez local do embarque. Passava perto de mim uma funcionária, faxineira, empurrando um carrinho com seu material de trabalho. Fiz-lhe uma pergunta em francês, mas, antes que eu concluísse, ela me interrompeu e disse, com um sotaque lusitano: "Em primeiro lugar, vamos falar português". Ou seja, ela, pelo meu modo de falar francês, percebeu que eu era brasileiro. Em seguida, em português, me deu as informações de que eu precisava.

Em outra ocasião, ainda na França, vi um jovem senhor e tive a sensação, ou percepção, sei lá, de que ele tinha um "jeitão" ibérico e lhe perguntei em francês: "Fala português?". E ele: "Sim. Eu sou português".

Disse-lhe que era brasileiro e, em seguida, fiz-lhe uma pergunta, em português, sobre o roteiro que eu deveria seguir no automóvel alugado que eu estava utilizando.

Ele pôs-se a me responder em francês. Quase perplexo, lhe perguntei: "Eu sou brasileiro e você português. Não acha mais simples conversarmos em português?". Respondeu ele: "Tens razão. Peço desculpas. Mas é a força do hábito. Moro na França há muitos anos, passo dias inteiros falando francês, quando me dou conta, já estou a falar francês, quase sem perceber".

Patrícios, em Petrópolis

Certa vez fui a Petrópolis conduzindo parentes portugueses em meu automóvel. Uma prima, com o marido e o irmão dela, meu primo, com a esposa.

Chuviscava de modo intermitente. Visitamos o Museu Imperial e, em seguida, conseguimos um guia, um adolescente, que nos conduziu às demais atrações turísticas, sítios históricos etc.

Lá pelas tantas, chegamos ao Palácio de Cristal. Ao sairmos, estava chuviscando. Quando eu já estava perto do automóvel, chegou minha prima com uma expressão facial fechada, como se estivesse zangada, aborrecida. Perguntei-lhe se havia algum problema e ela me informou que estava contrariada porque o marido dela, por não ter encontrado o banheiro, urinara num gramado. Indaguei ainda se o irmão dela, meu primo, havia feito a mesma coisa. Ainda indignada, respondeu-me: "Ora, Paulo. Tu não sabes que onde mija um português, mijam logo dois ou três?".

Patrícios, no Grajaú

Já escrevi algumas vezes sobre as diferenças que existem entre o português falado no Brasil e em Portugal. Tanto aqui, como lá, quando o marido se refere à esposa, ele diz: "minha mulher". Mas, no Brasil, a mulher, quando fala sobre o marido, não diz "meu homem".

Já em Portugal, isso acontece. Certa vez, uma tia portuguesa, irmã do meu pai, nos enviou uma carta em que escrevia: "Por aqui estamos todos bem. Eu, meus filhos e meu homem".

Uma lembrança dramática da minha juventude no Grajaú. Havia por lá um jardineiro, português, jovem, muito simpático e estimado no local. Prestava seus serviços a muitas residências, inclusive no pequeno jardim da vila onde morávamos.

Certa vez, foi atropelado por um automóvel, felizmente, sem lesões graves. Mas, atropelamento sempre assusta e preocupa, e quando a esposa, também portuguesa, soube do acidente, veio descendo, correndo rua abaixo, muito assustada. Descalça, jovem e bonita, em pânico, vinha gritando: "Meu homem! Meu homem foi atropelado!".

Felizmente o "patrício" não sofreu nenhum traumatismo com gravidade e foi para casa com a companheira já, então, menos aflita.

Cabeceiras de Basto (1)

Meu pai, português, nasceu numa vila do Minho, chamada Cabeceiras de Basto. Lugar pequeno e simpático onde já estive e me hospedei algumas vezes, sempre muito bem recebido por meus familiares que por lá ainda moram ou têm residências temporárias.

Depois de viúvo, meu pai ficou morando em minha casa durante mais de 10 anos, até seu falecimento.

Tenho um sobrinho, Flávio, filho de minha irmã e, portanto, neto de meu pai, que é oficial da Força Aérea Brasileira, Major-Brigadeiro. Está atualmente servindo em Washington, na Junta Interamericana de Defesa.

Quando esse meu sobrinho era cadete, vieram ao Brasil, numa espécie de intercâmbio, três militares da Força Aérea Portuguesa, um Capitão, um Major e um Coronel.

Lá pelas tantas, o Flávio foi designado para ciceronear esses portugueses num circuito turístico pelo Rio e saiu passeando com eles, mostrando-lhes nossa cidade. Depois de algumas horas, como estavam perto da nossa residência, meu sobrinho apareceu em nossa casa com os três e pusemo-nos a prosear com eles. Perguntamos em que cidades haviam nascido. O Capitão disse ser de Lisboa, o Major de Coimbra e o Coronel respondeu: "Eu sou de um lugar muito pequeno e pouco conhecido, do qual vocês provavelmente nunca ouviram falar: Cabeceiras de Basto".

Mundo pequeno!

Meu pai, de início, pensou que se tratava de uma brincadeira, tamanha era a coincidência. Mas não. Era verdade. E mais, o Coronel conhecia alguns dos nossos familiares e havia estudado na escola primária com o meu primo Baltasar, que posteriormente veio a ser médico.

Tomaram um cafezinho, bateram papo conosco durante algum tempo e, em seguida, prosseguiram em sua jornada turística.

Cabeceiras de Basto (2)

Muitos anos atrás acompanhei uma cliente idosa na Clínica São Vicente, da Gávea. Portuguesa, morava num subúrbio do Rio.

Adepta da Umbanda, era Mãe de Santo. Ao longo da vida conheci várias pessoas ligadas a essa religião, mas não conhecera, até então, nenhuma portuguesa exercendo a função de Mãe de Santo.

A paciente evoluiu bem e, por ocasião da alta hospitalar, seu advogado veio conversar comigo e acertar meus honorários profissionais.

Falava com sotaque lusitano. Perguntei-lhe em que lugar de Portugal havia nascido. Respondeu: "eu sou de um lugar muito pequenino e pouco conhecido, que nem aparece nos mapas ou, quando muito, aparece como um 'pontinho': Cabeceiras de Basto".

Pois não é que o "patrício" conhecia alguns parentes meus aqui do Rio, que moram no Engenho Novo?

Mais uma vez, "mundo pequeno!".

Caldo verde (1)

Nas noites frias de inverno, "sabe muito bem" uma sopa de caldo verde. Minha mulher descobriu que, nos fundos da Igreja de Nossa Senhora da Divina Providência, na rua Lopes Quintas, há uma loja de comidinhas onde preparam um caldo verde bem gostoso, acondicionado num recipiente de isopor que preserva razoavelmente a temperatura. Como moramos perto, é uma boa alternativa; dela já lançamos mão algumas vezes.

Algumas semanas atrás, uma amiga nossa, que é também nossa vizinha, aniversariou e nos convidou para jantar. No cardápio, entre outros itens, um caldo verde muito saboroso. Percebendo que eu tinha gostado, a vizinha ficou de nos convidar quando fizesse de novo. De pronto, aceitei o convite.

A propósito, lembro-me de que alguns dos meus primos, em Portugal, têm, em suas residências, um canteiro de couves. Como, em nosso apartamento, temos duas pequenas jardineiras, pensei na possibilidade de plantar couves numa delas. Só que a Vera já tem ali suas plantinhas e uma banheirinha para os passarinhos. Ademais, existe a possibilidade de que aquilo me dê algum trabalho e eu acabe me arrependendo dessa iniciativa.

Caldo verde (2)

Rates é uma freguesia portuguesa, onde nasceu Tomé de Souza, primeiro governador geral do Brasil.

Visitei-a na companhia de um primo e lá vi um busto do citado governador.

Há também por lá uma igreja, em estilo românico, ao que tudo indica construída antes do século XI.

Vi, ali por perto, uma plantação de batatas e, ao lado, outra, de couves. Meu viés, mais glutão que *gourmet*, me trouxe à mente um pensamento: "que grande caldo verde!".

O apito

Não é que o meu apartamento seja muito grande. Mas é comprido. E, às vezes, estou numa extremidade e a Vera na outra. Chamo por ela e ela não escuta, mesmo que eu grite. Nem sempre o celular está por perto.

O mesmo acontece, por vezes, com a empregada.

Encontrei, numa das gavetas da casa, um velho apito e estou pensando em utilizá-lo nessas ocasiões. Um toque para chamar a Vera e dois para a empregada.

Vamos ver se dá certo.

A propósito, um dos meus primos portugueses, também médico, recentemente falecido, usava, em sua casa, para esses problemas de comunicação, umas pequenas sinetas metálicas. Segundo consta, essa alternativa funcionava.

Pequenas crônicas

1

Gosto muito de história e, nas vezes em que tive a oportunidade de viajar, sempre procurei conhecer lugares onde a história aconteceu. Pearl Harbour, por exemplo.

Em 1984, estive em Waterloo e me lembrei de que, na minha turma na faculdade de medicina, havia um Napoleão e um Wellington. Inusitado, não?

O Wellington vivia em Sergipe e, segundo me informaram, era um competentíssimo especialista em endoscopia digestiva. Infelizmente, faleceu alguns anos atrás.

Do Napoleão, ninguém tem notícia.

2

Uma história que se contava no Hospital Escola São Francisco de Assis, cerca de 50 anos atrás:

Certa vez, na quarta enfermaria, faleceu o doente do leito 2. Pouco depois, o do leito 3. Logo após, o do leito 4.

Imediatamente em seguida, o paciente internado no leito 5 solicitou sua alta hospitalar.

3

Sempre gostei de ser médico e teria muita dificuldade para trabalhar em outra atividade. Mas, recentemente, a propósito da Semana Santa, assistindo pela TV a uma reportagem sobre a fabricação de ovos de Páscoa, fui apresentado a uma função que nem sabia que existia, mas que achei bastante interessante: "degustador de chocolate". Deve ser bom, não?

Pelo menos durante algum tempo...